溫疫論 溫熱論

（明）吳有性———撰

（清）葉桂———撰

張志斌———整理

鳳凰出版社

图书在版编目（ＣＩＰ）数据

溫疫論 / （明）吳有性撰 ； 張志斌整理. 溫熱論 /
（清）葉桂撰 ； 張志斌整理. -- 南京 : 鳳凰出版社，
2024.5
ISBN 978-7-5506-3358-2

Ⅰ．①溫… ②溫… Ⅱ．①吳… ②葉… ③張… Ⅲ.
①瘟疫論－中國－明代②溫病學說－中國－清代 Ⅳ.
①R254

中國國家版本館CIP數據核字 (2024) 第089248号

書　　　　名	溫疫論　溫熱論
著　　　　者	(明)吳有性 撰　(清)葉桂 撰　張志斌 整理
封 面 題 簽	王家葵
責 任 編 輯	王　劍
裝 幀 設 計	姜　嵩
責 任 監 製	程明嬌
出 版 發 行	鳳凰出版社(原江蘇古籍出版社)
	發行部電話025-83223462
出版社地址	江蘇省南京市中央路165號，郵編:210009
照　　　排	南京凱建文化發展有限公司
印　　　刷	徐州緒權印刷有限公司
	江蘇省徐州市高新技術産業開發區第三工業園經緯路16號
開　　　本	880毫米×1230毫米　1/32
印　　　張	7.75
字　　　數	168千字
版　　　次	2024年5月第1版
印　　　次	2024年5月第1次印刷
標 準 書 號	ISBN 978-7-5506-3358-2
定　　　價	68.00圓
	(本書凡印裝錯誤可向承印廠調換,電話:0516-83897699)

總 目 錄

溫疫論 ……………………………………………………… 1

溫熱論 ……………………………………………………… 135

溫 疫 論

（明）吳有性　撰
　　張志斌　整理

目 錄^①

前言 ·················· 1

凡例 ················· 21

溫疫論原序 ········· 23

自敘 ················· 25

徐序 ················· 27

敘言 ················· 29

參訂同人 ··········· 31

溫疫論卷上 ········· 33

  原病 ··············· 33

  溫疫初起 ··········· 36

  傳變不常 ··········· 38

  急證急攻 ··········· 39

  表裏分傳 ··········· 40

  熱邪散漫 ··········· 40

內壅不汗 ············· 41

下後脉浮 ············· 42

下後脉復沉 ··········· 43

邪氣復聚 ············· 43

下後身反熱 ··········· 43

下後脉反數 ··········· 44

因證數攻 ············· 44

病愈結存 ············· 45

下格^② ············· 46

注意逐邪勿拘結糞

  ·············· 47

蓄血 ················· 49

發黃 ················· 52

邪在胸膈 ············· 53

---

① 目錄：諸本均在各卷之前，今集中於書首，並略作改動。此據張本。諸本目錄所題書名或異，如張本作"溫疫論卷上目錄"；石本、劉本作"溫疫方論上卷目錄"；醒本作"醒醫六書瘟疫論上卷目次"。

② 格：此據石本，張本作"膈"。據文義，石本義長，故從之。

辨明傷寒時疫 ……… 54

發斑戰汗合論 ……… 56

戰汗 ……………… 56

自汗 ……………… 57

盜汗 ……………… 58

狂汗 ……………… 59

發斑 ……………… 60

數下亡陰 …………… 60

解後宜養陰忌投參朮

……………… 61

用參宜忌有前利後

害之不同 …… 62

下後間服緩劑 ……… 63

下後反痞 …………… 64

下後反嘔 …………… 65

奪液無汗 …………… 66

補瀉兼施 …………… 66

藥煩 ……………… 68

停藥 ……………… 68

虛煩似狂 …………… 69

神昏譫語 …………… 69

奪氣不語 …………… 70

老少異治 …………… 70

妄投破氣藥論 ……… 71

妄投補劑論 ………… 72

妄投寒涼藥論 ……… 72

大便 ……………… 74

小便 ……………… 76

前後虛實 …………… 77

脉厥 ……………… 78

脉證不應 …………… 78

體厥 ……………… 79

乘除 ……………… 81

溫疫論卷下 ……… 83

雜氣論 …………… 83

論氣盛衰 …………… 85

論氣所傷不同 ……… 86

蛔厥 ……………… 87

呃逆 ……………… 88

似表非表似裏非裏

……………… 88

論食 ……………… 90

論飲 ……………… 90

損復 ……………… 91

標本 ……………… 92

行邪伏邪之別 ……… 93

應下諸證 …………… 94

應補諸證 …………… 98

論陰證世間罕有 …… 99

論陽證似陰 ………… 100

舍病治藥 …………… 101

舍病治弊 …………… 102

論輕疫誤治每成痼疾

　　…………………… 102

肢體浮腫 ………… 104

服寒劑反熱 ……… 105

知一 ……………… 106

四損不可正治 …… 108

勞復食復自復① … 109

感冒兼疫 ………… 110

瘧疫兼證 ………… 110

溫瘧 ……………… 111

疫痢兼證 ………… 111

婦人時疫 ………… 112

小兒時疫 ………… 113

妊娠時疫 ………… 114

主客交 …………… 115

調理法② ………… 117

統論疫有九傳治法

　　…………………… 118

溫疫論正誤 ………… 122

正名 ……………… 122

傷寒例正誤 ……… 123

諸家溫疫正誤 …… 128

---

① 勞復食復自復：原目録分爲三條，今據正文併爲一條。

② 調理法：三字原脱，今據正文補。

前　言

　　《溫疫論》兩卷，明代吳有性撰於崇禎十五年(1642)，是中醫溫病學發展史上具有劃時代意義的標志性著作，是中醫學理論原創思維與臨證實用新法的傑出體現。此書問世，引起了很大的反響，和者甚衆，促使中醫溫病學派的發展與成熟。

一、作者與成書

　　作者吳有性，字又可，吳縣(今江蘇蘇州)人，生活於明代晚期，生卒年不詳。據史料記載，在《溫疫論》成書的崇禎末年期間，吳縣連年疫病流行。吳有性在《原序》中說："崇禎辛巳，疫氣流行，感者甚多。於五六月益甚，或合門傳染。其於始發之時，每見時師誤以正傷寒法治之，未有不殆者……醫者徬徨無措，病者日近危篤。病愈急，投醫愈亂。不死於病，乃死於醫；不死於醫，乃死於古冊之遺忘也。"他在這樣的環境中，深感當時醫學的不足，發出"守古法則不合今病，舍今病而別搜古書，斯投劑不效……吁！千載以來，何生民之不幸如此"的感歎。因此，他在臨牀實踐中"靜心窮理，格其所感之氣、所入之門、所抵之處，與夫傳變之體"，於明崇禎十五年著成《溫疫論》二卷，從病因到治療對溫疫與傷寒作了明確區分。

《溫疫論》充分體現了吳有性對溫疫的新認識,從病因病機、感邪途徑、傳變規律、辨證體系、治法方藥,到診斷治療中必須注意的問題,可謂細緻周到,對後世溫病理論的發展及溫病的臨牀治療都有着很好的指導作用。

二、主要學術内容及創新成就

(一) 主要學術内容

《溫疫論》分上下二卷,後有"溫疫正誤"。上卷有"原病、溫疫初起、傳變不常"等五十個短篇,主要闡論溫疫病的症狀傳變與治則治法。下卷有"雜氣論、論氣盛衰、論氣所傷不同"等三十個短篇,主要論述溫疫相關的理論性問題,兼雜證及婦女、小兒、妊娠等特殊人群的溫疫證治。"溫疫正誤"包括"正名、傷寒例正誤、諸家溫疫正誤"三篇,除"正名"外,後兩篇篇幅稍大,主要是逐條批駁前代醫家對於溫疫的錯誤認識。

《溫疫論》的學術成就,則體現在對中醫溫病理論乃至中醫基礎理論的重要創新。他的原創性理論在中醫理論發展史上有着突破性的重要意義。"戾氣"病因説的提出,開創了中醫溫疫認識的一個新時代。

(二) 創立"戾氣"病因説

吳氏強調溫疫與傷寒完全不同。他明確指出:"夫溫疫之爲病,非風、非寒、非暑、非濕,乃天地間別有一種異氣所感。"這種異氣,吳氏爲之命名爲"戾氣"。

一、侵入途徑

戾氣侵入人體的途徑是自口鼻而入。

二、傳播方式

傳播方式有兩種：天受——通過自然環境而感染，傳染——通過接觸患者而感染。此二者只是傳播方式的不同，只要感染的是同一種戾氣，那麼"所感雖殊，其病則一"。

三、戾氣的性質特點

其一，戾氣的物質性。他説："夫物者氣之化也，氣者物之變也。氣即是物，物即是氣。"説明這種氣不是虛無飄渺的東西，而是一種物質。

其二，戾氣的多樣性。戾氣多種多樣，爲病亦多種多樣，各不相同。

其三，戾氣的特適性。戾氣具有某氣專入某臟腑或某經絡、專發爲某病的特性。若戾氣不同，則侵犯的臟腑經絡就不同，症狀表現也不同。

其四，戾氣的偏中性。其氣各異，所傷不同。在同一年內，可能人畜同病，也可能人病畜不病，或畜病人不病。

其五，戾氣的傳染性和流行性。這也是戾氣最爲重要的特性，正因爲這一特性，使得戾氣造成的危害極大。

由於吳有性認定戾氣是一種客觀存在的物質性病因，所以，他設想最爲理想的治療是特效治療："能知以物制氣，一病只有一藥，藥到病已，不煩君臣佐使品味加減之勞。"在當時的條件下，雖然吳氏也同樣苦於此氣"無象可見，況無聲復無臭"，"其來無時，其著無方"，"何能得睹得聞？人惡得而知是氣？"但最難能可貴的是，他能想到每一種溫疫都可能是一種人類肉眼所看不見的特殊的物質在致病，因而可能尋找或發

明一種能"藥到病除"的特效藥物去克制它。他的這種設想，
是具有超前意識的科學設想。

（三）創立表裏九傳辨證論治思維模式

這一辨證模式圍繞戾氣是一種侵犯人體的外來之物，因
此治療就必須圍繞"驅邪外出"這樣一個中心展開。

一、初起邪伏膜原

溫疫之邪從口鼻而入，初起則邪伏膜原，在不表不裏之
間。創制達原飲以疏利膜原，潰散邪氣。

二、中有表裏九傳

所謂表裏九傳，是指邪潰出膜原之後的出路："有但表而
不裏者，有但裏而不表者，有表而再表者，有裏而再裏者，有表
裏分傳者，有表裏分傳而再分傳者，有表勝於裏者，有裏勝於
表者，有先表而後裏者，有先裏而後表者。凡此九傳，其去病
一也。"此所云九傳之"九"，可能是一個約數，因爲吳氏列舉的
是十種情況。

根據傳變之不同，治療方法也各異。其總的原則是：邪出
表者，越於三經，可汗而已；邪達裏者，內傳於胃，可下而解。

三、後期順逆兩端

順：表裏氣相通，表邪或從戰汗而解，或從斑出而化；裏
邪則下而去。治療按常規，在表者汗之，在裏者下之。

逆者：則應根據邪正虛實的情況酌情論治。較爲常見的
是陰傷津虧而邪氣留伏，治療分爲有邪無邪、在表在裏，可分
別使用清燥養營湯、柴胡養營湯與承氣養營湯。最爲嚴重的
是"四損"，即"氣血兩虛，陰陽並竭"。當此之時，"不可以常法
正治，當從其損而調之"。

值得注意的是，吳氏強調治療中的三大禁忌，與傳統熱病治療有較大的不同，卽不可妄投破氣藥、不可妄投補劑、不可妄投寒涼。

三、《溫疫論》中的關鍵詞與治療特色

《溫疫論》中，吳氏重視的是表達自己的觀點，而編次安排並不是那麼條理森嚴。觀點創新，而條理略欠，這就給習讀者準確掌握中心內容帶來一定的難度，後世也有因此而對吳氏此書頗有微詞者。實際上，此書的解讀，關鍵點在於理解吳有性對溫疫病因病機的認識及與之相應的治療法則的建立。其中，有幾個特別的關鍵詞，把握好這幾個關鍵詞，其他問題就容易理解了。

（一）關於"溫疫"與"瘟疫"

無論是古今書目著錄此書，還是此書的各種版本，關於書名都有"溫疫論"與"瘟疫論"兩種寫法，到底應該是哪一種？

《溫疫論》最早的兩種版本——張以增本和石楷本在書末均有吳有性《正名》一篇，特地爲其書正名。文中云："夫溫者，熱之始；熱者，溫之終。溫熱首尾一體，故又爲熱病，卽溫病也。又名疫者，以其延門合户，如徭役之役，衆人均等之謂也。"説明，"溫疫"二字，"溫"者言其症狀特點，"疫"者言其傳播流行特點。吳氏認爲"瘟"字只是後人省"溫"字之"氵"加"疒"而成，故"近世稱疫者衆，書以溫疫者，弗遺其古也"。毫無疑問，其書名亦當作"溫疫論"。

(二) 關於"邪"與"氣"

如上所述，此書的特點是創新性地提出"戾氣"病因説。雖説六淫之寒熱暑濕燥火各爲一氣，戾氣亦一種氣，然此氣非彼氣。六氣乃無形之氣，戾氣則爲"有形之邪"，只是因爲其小而不得睹而已。它與六氣過極之無形，有根本的不同。因此，六淫之氣可以化解，而戾氣之邪，必須要有去路——或汗，或斑，或下，必有形可見。所以，吳氏創立的治療原則及各種治法，時時處處圍繞著一個中心，那就是"驅邪外出"。

(三) 關於"伏""潰"與"再"

吳氏認爲，戾氣自口鼻侵入人體之後，首先是"伏"於膜原。此時，其邪"内不在臟腑，外不在經絡"，吳氏稱之爲半表半裏，可能出現發熱、脉數等一般症狀。但因其邪既不在裏，也不在表，此時驅邪没有去路，所以只能"衆人相同，宜達原飲疏之"，其目的是使邪氣"潰"離膜原。或出表，或入裏。在此一定要注意，與以往談論《傷寒論》中的概念，病在半表半裏當用"和"法不同，張仲景"和"的是氣機，吳有性"潰"的是病邪。

在溫疫病程中，伏於膜原的疫邪有時不能一潰而出，存在"所發未盡，膜原尚有隱伏之邪"的可能，這就會在傳變過程中，出現"表而再表""裏而再裏""表裏分傳再分傳"，以及"先表後裏"與"先裏後表"的情況。所謂"再"與"先後"，概括了溫疫病程中可能出現的反復情況。強調只要見證的確，就應該按常規治療，不必畏首畏尾。

（四）關於"表"與"汗"

吳氏論述溫疫傳變模式，很強調"表"與"裏"。但是，讀《溫疫論》一定首先要懂得，吳氏所言之表，是與胸腹臟腑之裏相對而言，以通體發熱而無胸腹悶滿之症，即爲在表。在治療上，雖然也用"汗"法，但與以皮毛腠理爲表用麻黃湯、桂枝湯發汗不同，《溫疫論》中發汗基本不用現代中藥學分類中的解表藥，而認爲"白虎湯，辛涼發散之劑，清肅肌表氣分藥也"。吳氏提到的"汗之"，用的都是白虎湯，習讀者於此應多加留意。

（五）關於"裏"與"下"

吳氏關於"裏"的概念與此前之傳統概念大致没有區別，是指"在胃爲裏"，可出現"胸膈痞悶，心下脹滿，或腹中痛，或燥結便秘，或熱結旁流，或協熱下痢，或嘔吐惡心，譫語，舌黃，舌黑，胎刺等症"。此時當用之"下"法，也基本與傳統下法相同，所不同的是下法的目的。吳氏認爲，溫疫病用承氣湯，"承氣本爲逐邪而設，非專爲結糞而設"。所以，逐邪勿拘結糞，不必以便結爲使用大承氣湯的指標。吳氏專設"應下諸證"一篇，提出十九組症狀，都當用承氣湯。

（六）治療特色

理解了以上幾點，再來看《溫疫論》的治療特色就比較容易理解。正因爲吳氏強調的是驅邪外出，所以，對於"大黃"這個明顯可以引起瀉下去穢的藥物他是十分重視的。他在治療上的特點是"逐邪勿拘結糞""下不厭早""下不以數計"。而他的三個非同一般的治療禁忌——不可妄投破氣藥，不可妄投補劑，不可妄投寒涼——也是由重在"驅邪外出"而來。

習讀者尤其要注意的是，《溫疫論》中的用藥是很有自身特色的，要一方一藥地細看纔能體會到這些特色。比如吳氏下法用三承氣湯，治黃疸用茵陳湯，方名看來都是仲景方，而實際上與仲景原方並不相同。如大承氣湯，吳氏用大黃五錢，厚朴一錢，大黃五倍於厚朴；而仲景原方，大黃四兩，厚朴半斤（八兩），厚朴兩倍於大黃。再如茵陳湯，吳氏用大黃五錢，茵陳一錢，大黃五倍於茵陳；而仲景原方，茵陳六兩，大黃二兩，茵陳三倍於大黃。

四、版本流傳情況

《溫疫論》自問世以來，影響極大。據《中國中醫古籍總目》著錄，至新中國成立之前，各種現存版本多達八十餘種。尚有更多注釋、評點、增補、發揮之本不在此例。中華人民共和國成立以來，該書的校點本多達二十種以上。

各種版本互有優劣。爲了弄清其源流，本次校點，調查、比較該書傳世主要版本二十餘種。現將主要版本情況介紹如下：

(一) 明末及清初刊本證僞

按考證古籍版本源流的一般程式，首先尋找該書最早的刊本。但考察結果卻未發現該書有最早的刊本存世。據吳有性崇禎十五年（1642）自序，《溫疫論》當撰成於此年。清張以增序（1694）稱："崇禎壬午刊刻行世，其版尋爲兵火所焚。卽有遺書數帙，復爲人庋而不觀，深可痛惜。"①是知該書雖在明末刊行，但原版已焚毁。考書目中唯孫殿起《販書偶記》（1936）載有"溫疫論二卷。明延陵吳有性撰，崇禎壬午刊"②。孫氏老於古籍鑒定，其説不容輕視。

查當今各圖書館書目，記載現存《溫疫論》明末版有二：一爲浙江中醫藥大學圖書館藏訂爲崇禎壬午版的《溫疫論》，一爲國家圖書館所藏崇禎恩仁堂本。考察此二版原書，卷首均署爲劉敞校梓，卷上"發黄"條均有小字注："此條必重刻者駁正之論。"又浙江藏本卷下數處"眩"字因避康熙名諱而缺末筆。據其他版本所存劉敞序，其刻書當在康熙四十八年（1709）。故僅憑卷首署名，就可判斷這兩種所謂明版均非真正的明版，而是刻成於康熙後期的劉敞校梓本。

《全國中醫圖書聯合目錄》（以下稱《聯目》）還載有兩種清初刊本，分别藏國家圖書館和中國中醫科學院圖書館。然經核查，中國中醫科學院圖書館並無清初之本。國家圖書館將所藏書業堂本訂爲清初刊，但考察其卷首署名、原書版式、細微筆畫及斷版處，發現該本與前云恩仁堂本係同一版木所印，均爲康熙後期劉敞校梓本。

據此，雖然近代書目著録有明刻本與清初刻本，但據考查均屬於誤訂，應予糾正。《溫疫論》最早的刻本，無論是明末本還是清初本如今均已不存。

---

①　吳有性《溫疫論》，葆真堂刻本，敘言。
②　孫殿起《販書偶記》，上海古籍出版社，1982年，第230頁。

（二）四種康熙序刊本的考察

明末及清初本既已不存，該書的多種康熙間刻本應該是現存的早期刊本。

《聯目》著錄的《溫疫論》康熙刻本至少有五種。經考察原書，這些所謂康熙本的扉頁都沒有注明刊刻年代。著錄者認定它們屬康熙刻本，乃據校梓者的序言。因此，這些康熙本嚴格説只是康熙序刊本。目前被用作《溫疫論》校點底本的康熙序刊本主要有四種：石楷（臨初）校梓本、張以增（容旆）評點本、劉敞（方舟）校梓本、《醒醫六書》本（以下分別簡稱“石本”“張本”“劉本”“醒本”）。

在逐一考察並比較諸本異同之後，我們發現不僅不能單憑校梓者的序言，也不能單憑《溫疫論》扉頁所題文字確認刊刻年。因爲書商隨意更換扉頁以謀利的事是常有的，使得扉頁與卷首所題校梓者出現矛盾。爲了取得確實的考察結論，本文確定各版本的依據，是通過考察序言、卷首題署與正文特異性的内容，綜合判斷。

1　石本（1691）

天津中醫藥大學圖書館藏金陵長慶堂本可作爲該系統版本的代表。該本二卷，首爲康熙辛未（1691）徐文駒（子文）序，次爲崇禎壬午吳有性淡淡齋“自敘”。目錄題書名爲《溫疫方論》。卷首題書名爲《溫疫論》，作者“延陵吳有性又可甫著”，參校者有樵李石楷臨初、甬江徐文炳天章、魏塘唐之柱石公（上卷）、武原徐宸臣澹菴（下卷）。徐文駒序中提到其父徐遂生曾致力於刻印明代張景岳諸書事，並指出此書乃石楷出其所藏付梓。該本不避康熙名諱。卷上“發黃”條後載：

愚按：舊論發黃，有從濕熱，有從陰寒者。陰陽（病）發黃確有其證，何得云妄？濕熱發黃尤爲最多，大約如合麯相似。飲入於胃，胃氣薰蒸則成濕熱，濕熱外蒸，透入肌腠，遂成黃病。燥火焉有發黃之理？此言爲吳君白圭之玷！①

這一段文字直接批評了吳有性燥火發黃的觀點，但此前卻未見吳有性論燥火發黃的任何文字，顯然此處有脫文。又卷上末節“乘除”之文，止於“愈補愈危，死者多矣”。而在其他版本中，此下還有一段文字。這兩處文字可以説是該系統版本的特異之處。此外，長慶堂本書末有《愈風僊丹》數葉，末署“康熙二十五年歲在丙寅（1686）仲冬月西蜀臨邛庠生王前驅謹書”。這段文字與吳有性《溫疫論》無關，當係刊刻者附刻之文。

與長慶堂本同屬“石本”的刊本有中國中醫科學院圖書館藏書業堂本。扉頁題“徐遂生先生鑒定”“檇李石臨初”“甬江徐天章兩先生參較”“吳又可先生溫疫方論”“吳郡書業堂梓”。該本卷數、卷首題署、版式及正文內容同長慶堂本，唯缺康熙辛未徐文駒序。此本不避康熙名諱，當亦屬康熙間刻本。無附刻內容。

又國家圖書館藏大興堂本，扉頁所記除堂號之外均同書業堂本，卷首、正文內容亦同。但卷下“諸家溫疫正誤”所引“汪云”誤作“注云”。刻工較差，避諱不嚴格。無附刻。

又中醫科學院圖書館藏同善堂本，扉頁題“乾隆乙卯

---

① 吳有性《溫疫論》卷上，金陵長慶堂刻本第二十葉。

（1795）冬新鐫""吳又可先生瘟疫全書""同善堂藏板"。有無
名氏序，無吳氏原序。同館藏道光十一年（1831）述古堂本。
此二本目錄所題書名及卷首所署參校人名、正文內容等亦同
長慶堂本，且不避康熙名諱。

綜上所述，石楷校梓本的共同特點是：二卷，卷首署石楷、
徐文炳、唐之柱、徐宸臣同參。目錄題書名爲"溫疫方論"。吳
有性的籍貫寫作"延陵"。有脫漏條文（見"乘除"條等）及補注
按語（見"發黃"條）。

2　張本（1694）

該系統版本有張以增（容旃）"敘言"。據《聯目》所載，此
類刻本有天津中醫藥大學藏葆真堂本、成都中醫藥大學藏張
以增本。今考察天津中醫藥大學藏葆真堂本，該本二卷，後附
"溫疫正誤"三則。扉頁"延陵吳又可先生著"。目錄題書名爲
"溫疫論"。卷首署爲"具區吳有性又可甫著""嘉善張以增容
旃較閱"。書前有康熙三十三年（1694）張以增"敘言"，次爲
"參訂同人"十人姓氏。參訂者中有清初頗有名氣的醫學家蔣
示吉（仲芳）、尤乘（生洲），可見此本參訂班子的實力。

張以增敘言稱："一日偶過朱震谷表侄，案頭獲睹是本，授
而讀之……但余於醫書，亦無師授，間從讀禮之暇，翻閱此論。
其中稍稍有得者，不揣鄙陋，妄加點抹。"[1]張氏在書中有很多
小字評點文字，是其特異之處。

該本所收"溫疫論原序"，署爲"崇禎壬午吳趨吳有性又可
撰"，"吳趨"即今蘇州。此序與"石本"署爲吳有性澹澹齋序學
術觀點相同而文字多異。今《溫疫論》各版唯此本存有此序，

---

[1]　吳有性《溫疫論》，康熙間葆真堂本，敘言。

與其他刊本的吳有性自序相比,最明顯的差別是没有開頭的
一句:

> 夫温疫之爲病,非風、非寒、非暑、非濕,乃天地間别
> 有一種異氣所感。其傳有九,此治疫緊要關節。奈何自
> 古迄今,從未有發明者。

從文字内容來看,該本卷上"發黄"條後無"石本"所加的
"愚按",但卻有"石本"遺漏的吳有性論燥火發黄的文字:

> 舊論發黄,有從濕热,有從陰寒者,是亦妄生枝節,學
> 者未免有多歧之惑矣。夫傷寒時疫,旣以傳裏,皆热病
> 也。爇萬物者,莫過於火。是知大热之際,燥必隨之,又
> 何暇生寒生濕?譬若冰炭,豈容並處耶?旣無其證,焉有
> 其方?不爲智者信。古方有三承氣證,便於三承湯加茵
> 陳、山栀,當隨證施治,方爲盡善。①

爲敘述方便,今將上引文字稱作"舊論"。這一段文字當
是吳有性原著所有,很能體現吳氏對黄疸病因的獨特觀點。
張以增對吳氏此論也有不同看法:

> 濕热相蒸,方有黄病。豈有乾热生黄之理乎?湯水
> 入胃,真濕也。論中生濕之言欠妥。

---

① 　吳有性《温疫論》,康熙間葆真堂本,第二十一葉。

但此評論完全不同於"石本"的"愚按"。

此本在卷上末句"愈補愈危，死者多矣"之後，另出一段大字文：

> 要之，真怯證世間從來罕有，令患怯證者，皆是人參造成。近代參價若金，服者不便，是以此證不生於貧家，多生於富室也！①

與其他版本相對照，可知這也是一段"石本"脫漏的文字。據此，"張本"確實保留了《溫疫論》的某些原始內容。但對照"石本""醒本""四庫本"，可知該書又另有闕文。如下卷"勞復、食復"條中缺安神養血湯，"小兒時疫"條缺"小兒太極丸"。

值得注意的是，"張本"在正文二卷之後，有附錄"溫疫正誤"三則。這三則正誤在"石本"是作爲卷下的組成部分，而非附錄。考察清代書目，多數著錄的通行本是正文二卷，補遺一卷。符合這一特徵的版本主要有"醒本"。

3　劉本（1709）

該系統刻本亦爲二卷，最重要的特點是卷首署有"儀真劉敞方舟校梓"。屬於"劉本"系統的刻本甚多，現存劉本系統的傳本大致有國家圖書館藏康熙四十八年（1709）劉敞序刊本（如書業堂本、恩仁堂本）、中國中醫科學院圖書館藏劉敞校梓本、浙江中醫研究所藏重刻劉敞本（書品極佳）、日本明和己丑（1769）本、新聚堂本等。此本脫漏或撤去校梓者序言之後，經

---

① 吳有性《溫疫論》卷上，康熙間葆真堂本，第五十三葉。

常被誤訂作明末或清初刻本。

　　據日本明和刊本所載，該系統最早的刻本除吳有性序之外，當有劉敞、蜀人先著、吳炤吉三序，均撰於康熙四十八年己丑①。今國內所見該系統本或僅存蜀人先著"重刻溫疫論序"與劉敞序，或僅留吳有性原序。其中劉敞序稱：

　　　　今吳氏殘編復出於斯時，意將有可救正之機歟……向有顛倒原文，竄以臆見，另立書名，擬爲己有，則大失作者之用心矣。今歲時疫流行，而此書近鮮傳板，予因重爲校梓。②

　　據此看來，劉氏所得乃《溫疫論》之殘編，且劉本經劉氏整理重校。

　　又蜀人先著序稱：

　　　　溫疫爲病至重也，昔鮮成書，方治闕如。明末有吳又可者，獨能有見於此，著論二篇，反復推明……惜其流布未廣，知之者甚少。儀真劉子方舟，業醫早成，心虛而好學。既獲是編，向之有疑於中者，渙如冰釋。因思重爲鋟板，以公諸同輩。③

　　故此系統的版本都署名爲劉敞校梓。

---

①　吳有性《溫疫論》，日本明和己丑(1769)北陸荻元凱刻本。
②　吳有性《溫疫論》康熙四十八年序刊本，劉敞序。
③　吳有性《溫疫論》康熙四十八年序刊本，蜀人先著序。

4　醒本（1715 年以前）

這是一種翻刻甚多的《溫疫論》版本。二卷，卷下附有"補遺"。其特點之一是吳有性的序言被稱爲"醒醫六書瘟疫論引"，卷首書名作"瘟疫論"。作者署爲"具區吳有性又可甫著"。校訂者則隨版本的不同而不同，主要有："嘉善張以增容斿評點／金溪周斕宣佐校訂"（令德堂本）、"新城黃文炳淮川／孔毓禮以立／張枸梓岸重訂"（文華堂本）、"松陵許永康爾寧校閱"（年希堯本等）。其中又以署爲許永康（爾寧）校閱者最多。

以上諸本均含有一共同的序言，卽康熙五十四年（1715）補敬堂主人所撰的序言。這也是該刊本最早的序言。據此序，該系統刊本最早應是"補敬堂主人"出其藏書予以刊行。而"補敬堂主人"其人其事，唯有天津中醫藥大學藏康熙間醒本書前題識略加介紹，云先生雖非醫者，但卻能醫，"人竟以神僊稱之"。蒙其德者欲爲先生壽，先生卻將所藏《瘟疫論》刊行，並在該書增附若干"附按"（醫案）。"衆請留銜，先生曰：吾刊此帙，寧欲作驥尾蠅哉？況吾學醫未久，術欠精純。夫行未成而名遂播，聲聞過情，君子恥之。因並不著姓氏，自謂補敬堂主人云。"①

因此該書與他本不同的是，在補敬堂主人序之後，有"釋序""附按"的內容，爲該本的特異性內容。此後乾隆五十六年（1791）彭教謙重鐫本猜測補敬堂主人就是"戚學士"戚麟祥，但目前尚無佐證。

所謂"醒醫六書"，顧名思義應該是由六種書組成的叢書。

---

① 　吳有性《溫疫論》康熙間醒本，書前題識。

但迄今未發現還有題爲"醒醫六書"的其他刊本。從内容上來看,該本保留吳有性原著的某些重要内容,但也增補了一些内容。例如該本"補遺"的安神養血湯、疫痢兼證、小兒太極丸三則,其中兩個方劑可以補"張本"之所缺。又如卷上之末一句,該本作:"近代參價若金,服者不便,是以此證不死於貧家,多死於富室也!"其中兩個"死"字,在"張本"作"生"字。據此句上文有"愈補愈危,死者多矣"一句,當以"死"字爲正。

(三) 四庫本

《溫疫論》在康熙後期開始見於書目記載。清代陸漻《佳趣堂書目》(1717)已經著録爲《瘟疫論》。然乾隆間及其以後,《溫疫論》見載於十餘家書目,又以正文二卷、補遺一卷的版本最爲通行①。《四庫全書總目提要》(1782)載:"《瘟疫論》二卷,《補遺》一卷,通行本。"四庫館臣解釋《補遺》一卷内容爲:

> 其書不甚詮次,似隨筆劄録而成,今姑存其舊。其下卷勞復、食復條中載安神養血湯,小兒時疫條中載太極丸,並有方而無藥。又疫痢兼證一條亦有録而無書。故别爲補遺於末。又正名一篇,傷寒例正誤一篇,諸家瘟疫正誤一篇,原目不載,蓋成書以後所續入。今亦併録爲一卷,成完書焉。②

---

① 李茂如、胡天福、李若鈞《歷代史志書目著録醫籍匯考》,人民衛生出版社,1994年,第213、243、585、699、854、917、1066、1089、1186頁。

② 李經緯、孫學威編校《四庫全書總目提要·醫家類及續編》,上海科學技術出版社,1992年,第7頁。

核對該書的内容，書中有吴氏論燥熱發黄，上卷末句亦同於“醒本”，故當屬於“張本”系統。從該書的目録卷次來看，反映了四庫館臣的校勘工作。本文前述諸多康熙間刻本中，只有“醒本”書後有“補遺”。該書將“張本”在卷下之末用“溫疫正誤”爲題記録的正名、傷寒例正誤、諸家瘟疫正誤三則（“石本”歸入二卷正文中），以及“醒本”之“補遺”卷中的安神養血湯、太極丸、疫痢兼證三條一併收入其書後的“補遺”。

然而，該書所收吴氏之書，無論書名還是正文，“溫疫”全改爲“瘟疫”。據吴氏“正名”一論，此改顯然不符合吴氏本意。另外，該本缺少吴有性及後來校閲諸家的序言，也不利於對考察諸版源流。

五、關於本次校點的若干説明

通過對吴有性《溫疫論》現存各主要版本的系統考察，證實現有所謂崇禎原本及清初本均屬誤訂。

康熙間刊行的版本中，以“石本”“張本”爲早。“劉本”源於“石本”，“醒本”則與“張本”多同。《四庫全書》依據的通行本與“張本”“醒本”更爲接近。但以上各本都不是吴有性《溫疫論》初刊本，互有缺漏。因此，爲了最大可能接近吴有性原著，此次校點以金陵長慶堂刊“石本”及葆真堂刊“張本”的最早版本作爲整理的雙底本，其卷次結構以“張本”爲主，吴氏原著文字内容原則上在雙底本之間擇善而從。若文字小異，而文義無明顯差别，則其文以“張本”爲主，一般不注。若張、石二本文字差異較大，則無論取何者爲正，均加校注。“張本”補注文字較多，今直接采入正文（用楷體表示），並在每卷之前照

“張本”著録“嘉善張明增容斾評點”，以使讀者瞭解這些文字的來源。其餘早期刻本之補注，有必要者，采入校注，不入正文。另選擇康熙間“劉本”、補敬堂主人“醒本”作爲主校本，“四庫本”作爲旁校本。

凡　例

一、凡底本不誤而校本誤者，不出校記；凡底本誤而校本不誤者，改正出校記；不能確認或難以判定，則一律不改，出校記；底本、校本文字有差異而兩通，不改底本，出校記。底本引文雖有化裁，但文理通順，意義無實質性改變者，不改不注。唯底本有誤或引文改變原意時，方據情酌改，或仍存其舊，但均出校記。

二、對底本古今字、異體字、通假字、俗字等按 2021 年 10 月 11 日發佈的《古籍印刷通用字規範字形表》斟酌改爲正字。若異體字此“字形表”均收者（如并、併、並），則各按原字，不予改動。若此“字形表”未載的字，則按一般文字規則改正。第一次出現時出注，後徑改。一般虛詞的異文改正不出校。

三、若原書有重大訛誤，如專名之人名、地名、書名、篇名，或史實之年月、次序、張冠李戴等問題，非有版本等確證，一般不改底本而出校記說明。

四、凡屬明顯的版刻誤字，憑常識可以確定者，如“己”“已”“巳”、“戌”“戊”混用之類，無論有無版本依據，均徑改而不出校記。

五、遇到底本中原缺或模糊不可辨識的文字，如有堅實依據可補正者，則據以補正，出校記說明；如無材料可據以補正者,則用虛缺號"□"標明;原爲墨丁者,仍以墨丁"■"標明。

六、遇缺筆避諱字則補正之,於首次出現時出校説明,以後徑改;其他避諱字一般不改,如可能引起誤讀則於首次出現時出校説明;傳刻古書避當朝名諱而改,或遇引用古書而避當朝名諱者,如"桓玄"作"桓元"、"玄怪錄"作"元怪錄"、"弘治"作"宏治"之類,應據古本及原書回改,並於首見處出校説明,餘皆徑改,不再加注。

七、底本目錄與正文有出入時,一般依據其實際内容予以調整,力求目錄與正文標題一致,一般不出注。如原書目錄分卷排列,則全部移至書前,在"目錄"二字處出校記説明。

八、原書中頂格大字正文,按現代出版要求,以宋體大字首行低兩格排。原書中低一格大字之吳氏自注文及按語,現以楷體大字排。原書中的雙行小字,今統一改爲單行小字。爲區別見,原書張以增的評點小字文(張本特有,他本無),以仿宋體小字排;原書自注小字文,以宋體小字排。

九、爲了保持原書舊貌,書中的觀點及理論不作任何删改,藥物劑量亦采用舊制,個别當今已禁用或改用替代品的藥物也未作改動,請讀者自鑒。

十、此校點本凡四序,選自石本與張本,本非來自一本,故無法論其前後之序,今姑以作序之時先後爲序。

溫疫論原序[①]

　　昔仲景立《傷寒論》，其始自太陽，傳至陽明，以至少陽，次傳三陰，蓋爲正傷寒設也。嗣後論者紛紛，皆以正傷寒爲辭，其於溫疫之症甚略。是以醫者，所記所誦，連篇累牘，俱係正傷寒。迨夫臨症所見，悉皆溫疫，求其所謂正傷寒者，百無一二。予卽按諸書，咸以爲春、夏、秋所發，皆屬溫病，而傷寒必在冬時。則歷年較之，溫疫四時皆有，而真正傷寒，每在嚴寒。雖有頭疼、身痛、惡寒、無汗、發熱，總之謂太陽證。至六七日失治，未常傳經。每用發散之劑，一汗卽解。間有不藥亦自愈者，並未常因失汗，以致發黃、譫語、狂亂、胎刺等症。此皆感冒膚淺之病，非真傷寒也。傷寒、感冒，均係風寒，不無輕重之殊，究竟感冒俱多，傷寒稀有。況溫疫與傷寒，感受有霄壤之隔。今鹿馬攸分，益見傷寒世所絕少。仲景以傷寒爲急病，倉卒失治，多致傷生，因立論以濟天下萬世，用心可謂仁矣。然傷寒與溫疫皆急病也，以病之少者，尚諄諄以告世，況溫疫多於傷寒百倍，安忍置之勿論？或謂溫疫一症，仲景原別有方論，歷年既久，兵火湮没，卽《傷寒論》稱散亡之餘，王叔和補方

---

　　① 原序：此據張本，石本有通行之吳氏自敍。二序同出一年，語句多同，然此原序文采不如自敍。原序之後署吳氏籍貫爲"吳趨"，卽今江蘇蘇州。

造論，輯成全書。則溫疫之論，未必不由散亡也明矣。崇禎辛巳，疫氣流行，感者甚多。於五、六月益甚，或合門傳染。其於始發之時，每見時師誤以正傷寒法治之，未有不殆者。或病家誤聽七日當自愈，不爾，十四日必瘳，因而失治。有不及期而死者，亦有治之太晚服藥不及而死者，或妄投藥劑攻補失序而死者，或遇醫家見解不到，心疑膽怯，以急病用緩藥，雖不即受其害，究遷延而致死，比比皆是。感邪之輕者，有獲僥倖；感邪之重者，而加以失治，枉死不可勝計。嗟乎！守古法則不合今病，舍今病而別搜古書，斯投劑不效，醫者徬徨無措，病者日近危篤。病愈急，投醫愈亂。不死於病，乃死於醫；不死於醫，乃死於古冊之遺忘也。吁！千載以來，何生民之不幸如此。余雖孤陋，靜心窮理，格其所感之氣、所入之門、所抵之處，與夫傳變之體，並平日所用歷應驗方法，詳述於左，以俟高明者正之。

時崇禎壬午吳趨吳有性又可撰

自　敘①

　　夫溫疫之爲病，非風、非寒、非暑、非濕，乃天地間別有一種異氣所感。其傳有九，此治疫緊要關節。奈何自古迄今，從未有發明者。仲景雖有《傷寒論》，然其法始自太陽，或傳陽明，或傳少陽，或三陽竟自傳胃。蓋爲外感風寒而設，故其傳法與溫疫自是迥別。嗣後論之者紛紛，不止數十家，皆以傷寒爲辭。其於溫疫証則甚略之。是以業醫者所記所誦，連篇累牘，俱係傷寒。及其臨証，悉見溫疫，求其真傷寒百無一二。不知屠龍之藝雖成而無所施，未免指鹿爲馬矣。余初按諸家，咸謂春、夏、秋皆是溫病，而傷寒必在冬時。然歷年較之，溫疫四時皆有。及究傷寒，每至嚴寒，雖有頭疼、身痛、惡寒、無汗、發熱，總似太陽証，至六七日失治，未嘗傳經。每用發散之劑，一汗卽解。間有不藥亦自解者。並未嘗因失汗以致發黃、譫語、狂亂、胎刺等証。此皆感冒膚淺之病，非真傷寒也。傷寒、感冒，均係風寒，不無輕重之殊。究竟感冒居多，傷寒稀有。況溫疫與傷寒，感受有霄壤之隔。今鹿馬攸分，益見傷寒世所絕少。仲景以傷寒爲急病，倉卒失治，多致傷生，因立論以濟

　　① 自敘：此據石本。《溫疫論》序以此最爲通行，除張本外諸版皆取此自敘。

天下後世，用心可謂仁矣。然傷寒與溫疫，均急病也。以病之少者，尚諄諄告世。至於溫疫多於傷寒百倍，安忍反置勿論？或謂溫疫之証，仲景原別有方論，歷年旣久，兵火湮没，卽《傷寒論》乃稱散亡之餘，王叔和立方造論，謬稱全書。溫疫無論，未必不由散亡也明矣。崇禎辛巳，疫氣流行，山東、浙省、南北兩直，感者尤多。至五、六月益甚，或至合門傳染。始發之際，時師誤以傷寒法治之，未嘗見其不殆也。或病家誤聽七日當自愈，不爾，十四日必瘳，因而失治。有不及期而死者，或有妄用峻劑攻補失敘而死者，或遇醫家見解不到，心疑膽怯，以急病用緩藥，雖不卽受其害，然遷延而致死者，比比皆是。所感輕者，尚獲僥倖；感之重者，更加失治，枉死不可勝計。嗟乎！守古法不合今病，以今病簡古書，原無明論，是以投劑不效。醫者徬徨①無措，病者日近危篤。病愈急，投藥愈亂。不死於病，乃死於醫；不死於醫，乃死於聖經之遺亡也。吁！千載以來，何生民不幸如此。余雖固陋，靜心窮理，格其所感之氣、所入之門、所受之處，及其傳變之體，平日所用歷驗方法，詳述於左，以俟高明者正之。

　　　　　　　　時崇禎壬午仲秋姑蘇洞庭吳有性書於澹澹齋

---

①　徬徨：原作“傍皇”。“傍”通“徬”，“皇”通“徨”，據改。後同此者，徑改。

徐　序①

　　……②而已。於化工之□□□□□茫乎未有得也。故爲學以治經爲急，業醫以《靈樞》《素問》爲急。顧軒岐而後，代不乏人，春秋之和也、緩也、扁鵲也，西漢之倉也、意也，東漢末之華佗也。是皆心通造化，出入鬼神，非學者所能思議。獨長沙張仲景先生所著《傷寒》一書，爲千萬世立方之祖。愚嘗謂仲景之《傷寒》，實與《靈樞》《素問》相表裏，學者不可以不讀。自是而後，醫學判爲兩途，有專主於涼者，有專主於溫者。劉河間著《原病式》，以爲天下之病皆起於濕熱，大意在扶陰以抑陽。承其緒者，有朱丹溪、汪石山、繆仲醇之學。李東垣著《脾胃論》，以爲天下之病皆起於內傷，立補中益氣湯以爲後天生化之本，大意在扶陽以益陰。承其緒者，有薛立齋、張景岳、陸養愚、趙養葵之學。而戴原禮、萬密齋則又參用二家，未嘗有所偏重。要皆於《靈樞》《素問》之旨並行不悖者也。家君遂生先生，博極群書，而尤邃醫學。當景岳下世之後，其所著《類經》，時人未之奇也。家君得而讀之，歎其批郤導窾，爲王、馬二家之注所未及，數數爲人道之。由是《類經》之書滿天下，家

---

① 徐序：此據石楷金陵長慶堂本，標題係校者後加。
② ……：序首原闕脫，因不知缺漏若干，故以此表示。

君表章之力爲多。景岳之書，其未刻者尚有《傳忠錄》《婦人規》《本草正》《古方八陣》《新方八陣》數種。家君多方購求，盡得其書，時欲刻之以公天下。而鴛湖石子臨初攻於醫理，與家君有水乳之合，蓋亦讀景岳書而深有得焉者也。石子舊遊京師，其道爲公卿大夫之所重，未久而歸。戊辰，予入長安，會石子亦再至都下，歡然相見。討古衡文之暇，相與極論醫學之源流，深慨軒岐之緒不絕如綫，而黃石齋先生所謂"京師如海，獨無醫者"，斯言爲信而有徵也。庚午之歲，溫證大行，時醫不解治法，多致危殆。石子憫之，於是以吳君《瘟疫方論》二卷，手授坊客，俾刻之以傳，其嘉惠天下之意不少。然而吳君之論，專以丹溪、河間爲宗，與東垣、立齋若水火冰炭之不相入。蓋就溫疫之一證論之，非謂可概①施於他證也。且溫疫一證，亦有内傷、外感之不同，有本熱而假寒，有本寒而假熱，非可專投梔、柏，純用芩、連。若此者，吳君尚未之及，則其於《靈樞》《素問》之旨，合乎？否乎？其所得於前賢之緒論者，深乎？淺乎？考吳君在日，與景岳、養愚輩同爲崇禎朝人。而景岳之序《類經》也，至謂"丹溪之道不熄，岐黃之道不著"——立説未免稍過。然使吳君所論，得令景岳見之，當必有操戈相向者矣。是在有道者詳審而論定之，予未敢以輕議也。吳君名有性，字又可，明季之姑蘇人。

　　　　時康熙辛未閏秋日甬江徐文駒子文題於長安書屋

---

① 概：原作"槩"，同"概"，據改。後同此者，徑改。

敘　言①

　　上古論病，有風寒濕暑之名，乃有非風寒濕暑，感兩間之雜氣而得病者，此名疫也。然自來名醫輩出，鮮不以爲閑病而忽之。具區吳又可先生，原本儒術，深求乎天人性命之故，而因肆力於醫，於方書無所不窺。既學之有年而出行之也，又濟以誠心惻怛。適當明季，疫氣盛行。所見之證，皆不合故方，於是益殫精畢慮，心參造化，體驗人情，變化神明，獨得其妙，著爲是論，顏曰"溫疫"。崇禎壬午刊刻行世，其版尋爲兵火所焚。即有遺書數帙，復爲人庋而不觀，深可痛惜。余近歲以先君子抱疴，時求治於四方國手，因購此書，而都無有藏者。一日偶過朱震谷表侄，案頭獲睹是本，授而讀之。其洞達病情及疏利腸胃等論，雖聖人復起，不易其言。因起而謂震谷曰：知先生者，實可活人矣。若蒙長沙公爲外感風寒而作《傷寒論》，有三百九十七法，一百一十三方，條分縷晰，允推後世之師。今先生因內觸邪氣而著《溫疫論》，□中立九傳之法，又補前人所未逮。蓋傷寒之與溫疫，證相似而實不同。世醫不辨病之爲外感、爲內觸，遇疫證，群目爲傷寒，其有不殺人也者幾希。嗟嗟！夫正傷寒有幾哉？大抵皆溫疫耳。今歲甲戌，時證流

_____

① 敘言：此據葆真堂張本。

行。或家一二人，或家數人，甚至闔門傳染。及一一詢其病原，總不出先生論中所云，依方投之而即愈。夫乃益知先生之論爲不刊，而此書之不可以不廣布也已。爰亟付之棗梨，俾與長沙一編，雙峙並行，庶幾不負先生救世之苦心云。但余於醫書亦無師授，間從讀禮之暇，繙閱此論，其中稍稍有得者，不揣鄙陋，妄加點抹，未知不軒渠於當世之彗眼否也。

時甲戌秋杪嘉善後學棘人張以增容旃書

參訂同人[1]

陳鳳翔鼇宸　　吳江

蔣示吉仲芳　　蘇州

尤　乘生洲　　蘇州

潘　遵康先　　嘉善

俞　圮子佩　　嘉興

顧嗣協迁客　　長洲

黃　喆兩吉　　松江

馮　京冠三　　嘉善

祝以壽汾春　　嘉善

朱雲彪震谷　　嘉善

---

① 參訂同人：此據葆真堂張本。

溫疫論^①卷上

具區^②　吳有性(又可)甫著
嘉善　張以增(容旃)評點

原　病

　　病疫之由，昔以爲非其時有其氣，春應溫而反大寒，夏應熱而反大涼，秋應涼而反大熱，冬應寒而反大溫，得非時之氣，長幼之病相似以爲疫。余論則不然。夫寒熱溫涼，乃四時之常。因風雨陰晴，稍爲損益。假令秋熱必多晴，春寒因多雨，較之亦天地之常事，未必多疫也。傷寒與中暑，感天地之常氣；疫者，感天地之厲氣。在歲有多寡，在方隅有厚薄，在四時有盛衰。此氣之來，無論老少強弱，觸之者即病。邪自口鼻而

---

　　①　溫疫論：石本、張本同，醒本作“醒醫六書瘟疫論”，四庫本作“瘟疫論”。
　　②　具區：此據張本，醒本同，石本、劉本作“延陵”。具區爲今江蘇太湖，與吳有性自敘所稱姑蘇(洞庭太湖洞庭山)相符。延陵乃今江蘇常州，與吳氏自敘不合，故以具區爲正。

入，則其①所客，内不在臟腑②，外不在經絡，舍於伏脊之内，去表不遠，附近於胃，乃表裏之分界，是爲半表半裏，卽《鍼經》所謂橫連膜原是也。胃爲十二經之海，十二經皆都會於胃，故胃氣能敷布於十二經中而營養百骸。毫髮之間，彌所不貫。凡邪在經爲表，在胃爲裏。今邪在膜原者，正當經胃交關之所，故爲半表半裏。其熱淫之氣，浮越於其經，卽能顯某經之證。如浮越於太陽，則有頭項痛，腰痛如折。如浮越於陽明，則有目痛，眉稜骨痛，鼻乾。如浮越於少陽，則有脇痛，耳聾，寒熱，嘔而口苦。大概觀之，邪越太陽居多，陽明次之，少陽又其次也。邪之所着，有天受，有傳染，所感雖殊，其病則一。凡人口鼻之氣，通乎天氣。本氣充滿，邪不易入。本氣適逢虧欠，呼吸之氣，亦自不及，外邪因而乘之。昔有三人，冒霧早行。空腹者死，飲酒者病，飽食者不病。疫邪所着，又何異耶？若其年氣來盛③厲，不論強弱④，觸之卽病，則又不拘於此矣。其感之深者，中而卽發；感之淺者，邪不勝正，未能頓發。或遇饑飽勞碌，憂思氣怒，正氣被傷，邪氣始得⑤張溢，營衛運行之機，乃爲之阻。吾身之陽氣，因而屈曲，故爲病熱。其始也，格陽於内，不及於表，故先凛凛惡寒，甚則四肢厥逆。陽氣漸積，鬱極而通，則厥回而中外皆熱。至是但熱而不惡寒者，因其陽氣之

---

① 則其：此據石本，張本無。

② 臟腑：原作“藏府”。此與“臟腑”屬古今字，“藏府”爲古字，加了“月”偏旁之“臟腑”爲今字。改爲今字。後同此二字者，徑改。

③ 來盛：張本原作“未盛”，石本作“來”，脫“盛”字。據文義，張本“未”當爲“來”之形誤。今據石本改“未”爲“來”字，然保留“盛”字。

④ 不論強弱：石本此後有“正氣稍衰者”五字。

⑤ 始得：此據石本，張本無。

週也。此際應有汗，或反無汗者，存乎邪結之輕重也。卽使有汗，乃肌表之汗。若外感在經之邪，一汗而解。今邪在半表半裏，表雖有汗，徒損眞氣。邪氣深伏，何能得解？必俟其伏邪已潰①，表氣潛行於內，乃作大戰。積氣自內，由膜原以達表，振戰止而復熱。此時表裏相通，故大汗淋漓，衣被濕透，邪從汗解，此名戰汗。當卽脉②靜身涼，神淸氣爽，劃然而愈。然有自汗而解者，但出表爲順，卽不藥亦自愈也。伏邪未潰，所有之汗，止得衞氣漸通，熱亦暫減，逾時復熱。午後潮熱者，至是鬱甚，陽氣與時消息也。自後加熱而不惡寒者，陽氣之積也。其惡寒或微或甚，因其人之陽氣盛衰也；其發熱或短或長③，或晝夜純熱，或黎明稍減，因其感邪之輕重也。疫邪與瘧仿佛④，但瘧不傳胃，惟疫乃傳胃。始則皆先凜凜惡寒，旣而發熱，又非若傷寒發熱而兼惡寒也。至於伏邪已潰⑤，方有變證。其變或從外解，或從內陷。從外解者順，從內陷者逆。更有表裏先後不同：有先表而後裏者，有先裏而後表者，有但表而不裏者，有但裏而不表者，有表裏偏勝者，有表裏分傳者，有表而再表者，有裏而再裏者，有表裏分傳而又分傳者⑥。從外解者，或發斑，或戰汗、狂汗、自汗、盜汗。從內陷者，胸膈痞悶，心下脹滿，或腹中痛，或燥結便秘，或熱結旁流，或協熱下痢，或嘔吐，

---

① 已潰：此據張本，石本作"漸退"。
② 脉：原作"脈"，同"脉"，據改。後同此者，徑改。
③ 或短或長：此據張本，石本作"或久或不久"。
④ 仿佛：原作"彷彿"，同"仿佛"，據改。後同此者，徑改不注。
⑤ 已潰：此據張本，石本作"動作"。
⑥ 有表裏分傳而又分傳者：此據張本，石本脫。

惡心，譫語，舌①黃，舌黑，胎刺等症。因證而知變，因變而知治。此言其大略，詳見脉證治法諸條。癘氣大半屬溫，從吸入者居多，故藏於膜原，在足少陽之裏，近足陽明之外。若疫氣重、正氣虛，感而即發；若正氣旺、邪氣微，必俟正虧而發。正虛邪實，其發必重；正虛邪微，其發必輕。疫氣所發，必乘空而至。或從表某陽虛，或從裏某陰乏；或從表即從裏，或先從裏後從表；或止專一經，或在二經；或因勞力，或因房勞，或因中酒，或因感冒，或因頓食，種種不同。較之瘧邪，所伏不論臟腑經絡上中下，皮內膜外，處則伏之，其發有時，不致變症百出。雖有移經，亦不傷生。若見瘧無定時，寒熱顛倒，必是瘧而且疫。不獨四時皆有疫，而四時皆有瘧。疫邪伏於膜原，而瘧藏於三經。故東垣云"十二經皆有瘧"，究竟疫與瘧之氣，其理不同。瘧邪，天地嘗變之氣；疫邪，天地乖戾之氣。

溫疫初起

溫疫初起，先憎寒而後發熱，日後但熱而無憎寒也。初得之二三日，其脉不浮不沉而數，晝夜發熱，日晡益甚，頭疼身痛。其時邪在伏脊之前，腸胃之後，雖有頭疼身痛，此邪熱浮越於經，不可認爲傷寒表證，輒用麻黃桂枝之類强發其汗。此邪不在經，汗之徒傷表氣，熱亦不減；又不可下，此邪不在裏，下之徒傷胃氣，其渴愈甚。宜達原飲。此論疫邪藏於膜原之所。其人裏實表虛，發帶表盛□□裏虛，現帶裏證，大都起先以達原飲治之。○始則惡寒發熱，後則但熱不寒。正傷寒亦然也。

---

① 舌：此據張本，石本作"脣"。

達原飲

檳①榔二錢　厚朴一錢　草果仁五分　知母一錢　芍藥一
錢　黃芩一錢　甘草五分

右用水二鍾，煎八分，午後溫服。

　　按：檳榔能消能磨，除伏邪，爲疏利之藥，又除嶺南
瘴②氣；厚朴破戾氣所結；草果辛烈氣雄，除伏邪盤踞。三
味協力，直達其巢穴，使邪氣潰敗，速離膜原，是以爲達原
也。熱傷津液，加知母以滋陰；熱傷營血，加白芍以和血。
黃芩清燥熱之餘，甘草爲和中之用。以後四味，不過調和
之劑，如渴與飲，非拔病之藥也。凡疫邪遊溢諸經，當隨
經引用，以助升泄。如脇痛、耳聾、寒熱、嘔而口苦，此邪
熱溢於少陽經也，本方加柴胡一錢。　如腰背項痛，此邪
熱溢於太陽經也，本方加羌活一錢。　如目痛，眉稜骨
痛，眼眶痛，鼻乾不眠，此邪熱溢於陽明經也，本方加乾葛
一錢。以上三段，隨經引用之法甚善。

　　證有遲速輕重不等，藥有多寡緩急之分，務在臨時斟
酌。所定分兩，大略而已，不可執滯。間有感之輕者，舌
上白胎亦薄，熱亦不甚，而無數脉，其不傳裏者，一二劑自
解；稍重者，必從汗解。如不能汗，乃邪氣盤錯③於膜原，
內外隔絕，表氣不能通于於內，裏氣不能達於外，不可強

---

① 檳：原作“梹”，爲“檳”之俗字，據改。後同此者，徑改。
② 瘴：原作“障”，張本、石本同，據劉本、四庫本改。後同此者，徑改。
③ 錯：此據張本，石本作“踞”。下有“盤錯”處亦同。

汗。或者見加發散之藥，便欲求汗，誤用衣被壅過，或將湯火熨蒸，甚非法也。然表裏隔絶，此時無遊溢之邪在經，三陽加法不必用，宜照本方可也。感之重者，舌上胎如積粉，滿布無隙。服湯後不從汗解而從內陷者，舌根先黃，漸至中央，邪漸入胃，此三消飲證。若脉長洪而數，大汗多渴，此邪氣適離膜原，欲表未表，此白虎湯證。如舌上純黃色，兼之裏證，爲邪已入胃，此又承氣湯證也。有兩三日卽潰而離膜原者；有半月、十數日不傳者；有初得之四五日，淹淹攝攝，五六日後陡然勢張者。凡元氣勝者，毒易傳化；元氣薄者，邪不易化，卽不易傳。設遇他病久虧，適又微疫，能感不能化，安望其傳？不傳則邪不去，邪不去而病不瘳，延纏日久，愈沉愈伏，多致不起。時師誤認怯證，日進參、芪，愈壅愈固，不死不休也。

傳變不常

疫邪爲病，有從戰汗而解者；有從自汗、盜汗、狂汗而解者；有無汗竟傳入胃者；有自汗淋漓，熱渴反甚，終得戰汗方解者；有胃氣壅鬱，必因下乃得戰汗而解者。有表以汗解，裏有餘邪，不因他故，越三五日，前證復發者；有發黃因下而愈者，有發黃因下而斑出者，有竟從發斑而愈者；有裏證急，雖有斑，非下不愈者。此則[①]傳變不常，亦疫之常變也。有局外之變者，男子適逢淫欲，或向來下元空虛，邪熱乘虛陷於下焦，氣道

---

① 則：此據張本，石本作"雖"。

不施，以致小便閉塞，小腹脹滿，每至夜即發熱，以導赤散、五苓、五皮之類分毫不效，得大承氣一服，小便如注而愈者。或表①有他病，一隅之虧，邪乘宿昔所損而傳者。如失血崩帶，經水適來適斷，心痛，疝氣，痰火喘急，凡此皆非常變。大抵邪行如水，惟洼②者受之。傳變不常，皆因人而使。蓋因疫而發舊病，治法無論某經某病，但治其疫，而舊病自愈。此論邪解之法不一，感病之來歷亦不一，全在醫者加意調治之。○論中云"得大承氣一服，小便如注而愈"，亦八正散之意，大便行而小便利。

急證急攻

　　溫疫發熱一二日，舌上白胎如積粉，早服達原飲一劑。午前舌變黃色，隨現胸膈滿痛，大渴煩躁，此伏邪即潰，邪毒傳胃也。前方加大黃下之，煩渴少減，熱去六七。午後復加煩躁發熱，通舌變黑生刺，鼻如煙煤，此邪毒最重，復瘀到胃，急投大承氣湯。傍晚大下，至夜半熱退，次早鼻黑、胎刺如失。此一日之間而有三變，數日之法，一日行之。因其毒甚，傳變亦速，用藥不得不緊。設此證不服藥，或投緩劑，羈遲二三日，必死。設不死，服藥亦無及矣。嘗見溫疫二三日即斃者，乃其類也。此論症變急而治法亦急，無論其日數多少也。

---

①　表：張本、石本同，四庫本作"裏"。
②　洼：此據張本，石本作"洼"。

表裏分傳

溫疫舌上白胎①者，邪在膜原也。舌根漸黃至中央，乃邪漸②入胃。設有三陽現證，用達原飲三陽加法。因有裏證，復加大黃，名三消飲。三消者，消內、消外、消不內外也。此治疫之全劑，以毒邪表裏分傳，膜原尚有餘結者宜之。

三消飲

檳榔　草果　厚朴　白芍　甘草　知母　黃芩　大黃
葛根　羌活　柴胡
薑、棗，煎服。

熱邪散漫

溫疫脉長洪而數，大渴復大汗，通身發熱，宜白虎湯。此與傷寒陽明治法同。

---

① 白胎：明代無"舌苔"一說，至清初盧之頤首次提出"舌苔"一詞。然而"舌胎"的函義相對廣於"舌苔"，包括舌質的表像。

② 漸黃至中央乃邪漸：此八字據張本，四庫本同。石本二"漸"字均誤作"斷"。

白虎湯

石膏一兩　知母五錢　甘草一①錢　炒米一撮
加薑煎服。

　　按：白虎湯，辛涼發散之劑，清肅肌表氣分藥也。蓋毒邪已潰，中結漸開，邪氣方離膜原，尚未出表，然内外之氣已通，故多汗，脉長洪而數。白虎辛涼解散，服之或戰汗，或自汗而解。若溫疫初起，脉雖數，未至洪大，其時邪氣盤錯於膜原，宜達原飲。誤用白虎，既無破結之能，但求清熱，是猶揚湯止沸。

　　若邪已入胃，非承氣不愈，誤用白虎，既無逐邪之能，徒以剛悍而伐胃氣，反抑邪毒，致脉不行，因而細小。又認陽證得陰脉，妄言不治。醫見脉微欲絶，益不敢議下，日惟雜進寒涼，以爲穩當，愈投愈危，至死無悔。當此②急投承氣，緩緩下之，六脉自復。

内壅不汗

　　邪發於半表半裏，一定之法也。至於傳變，或出表，或入裏，或表裏分傳。醫見有表復有裏，乃引經論，先解其表，乃攻其裏，此大謬也。嘗見以大劑麻黃連進，一毫無汗，轉見煩躁

---

① 　一：此據張本，石本作"五"。
② 　當此：此據張本，石本作"此當"。

者,何耶?蓋發汗之理,自内由中以達表。今裏氣結滯,陽氣不能敷布於外,卽四肢未免厥逆,又安能氣液蒸蒸以達表?譬如縛足之鳥,乃欲飛升,其可得乎?蓋鳥之將飛,其身必伏,先足縱而後揚翅,方得升舉,此與戰汗之義同。又如水注,閉其後竅,則前竅不能涓①滴,與發汗之義同。凡見表裏分傳之證,務宜承氣先通其裏。裏氣一通,不待發散,多有自能汗解。此論雖先用承氣而表自通。然而不宜重下,恐陰虧而表竟不通也。

下後脉浮

　　裏證下後,脉浮而微數,身微熱,神思或不爽,此邪熱浮於肌表,裏無壅滯也。雖無汗,宜白虎湯,邪從汗解。此條下後脉微數、身熱,宜人參白虎湯。加柴胡亦可。若大下後,或數下後,脉空浮而數,按之豁然如無,宜白虎湯加人參,覆杯則汗解。下後脉浮而數,原當汗解,遷延五六日,脉證不改,仍不得汗者,以其人或自利經久,或素有他病先虧,或本病日久下遲②,或反復數下,以致週身血液枯涸,故不得汗。白虎辛涼,除肌表散漫之熱邪,加人參以助週身之血液,於是經絡潤澤,元氣鼓舞,腠理開發,故得汗解。

---

①　涓:此據石本,張本誤作“消”。

②　下遲:此據張本,石本作“不痊”。

下後脉復沉

裏證脉沉而數，下後脉浮者，當得汗解。今不得汗，後二三日，脉復沉者，膜原餘邪復瘀到胃也，宜更下之。更下後，脉再浮者，仍當汗解，宜白虎湯。

邪氣復聚

裏證下後，脉不浮，煩渴減，身熱退，越四五日，復發熱者，此非關飲食勞復，乃膜原尚有餘邪隱匿，因而復發，此必然之理。不知者每每歸咎於病人，誤也。宜再下之即愈。但當少與，慎勿過劑，以邪氣微也。

下後身反熱

應下之證，下後當脉靜身涼。今反發熱者，此內結開，正氣通，鬱陽暴伸也。即如爐中伏火撥開，雖焰，不久自息。此與"下後脉反數"義同。若溫疫將發，原當日漸加熱。胃本無邪，誤用承氣，更加發熱。實非承氣使然，乃邪氣方張，分內之熱也。但嫌下早之誤，徒傷胃氣耳。日後傳胃，再當下之。又有藥煩者，與此懸絕，詳載本條。

下後脉反數

應下失下，口燥舌乾而渴，身反熱減，四肢時厥，欲得近火擁被，此陽氣伏也。既下厥回，去爐減被，脉大而加數，舌上生津，不思水飲，此裏邪去，鬱陽暴伸也。宜柴胡清燥湯，去花粉、知母，加葛根，隨其性而升泄之。此證類近白虎，但熱渴既除，又非白虎所宜也。應下失下，舌乾時厥，邪伏於裏，陽氣不得與爭，故厥，急下之。

因證數攻

溫疫下後二三日，或一二日，舌上復生胎刺，邪未盡也，再下之。胎刺雖未去，已無鋒芒而軟，然熱渴未除，更下之。熱渴減，胎刺脫，日後更復熱，又生胎刺，更宜下之。此論連下數次之法，有是證必用是藥。若連下後而邪仍不退者，元氣必虛也。下後不應者死。後錄二案，以備醫者不能盡用連下之法也。

余里周困①之者，患疫月餘，胎刺凡三換，計服大黃二十兩，始得熱不復作，其餘脉證方退。所以凡下不以數計，有是證則投是藥。醫家見理不透，經歷未到，中道生疑，往往遇此證，反致耽擱②。但其中有間日一下者，有應連下三四日者，有

① 困：此據張本，石本作"因"。困，同"淵"。然此處乃人名，守本字不改。
② 耽擱：原作"擔閣"，通"耽擱"，據改。後同此二字，徑改。

應連下二日間一日者。其間寬緩之間，有應用柴胡清燥湯者，有應用犀角地黃湯者。至投承氣，某日應多與，某日應少與，其間不能得法，亦足以悮事。此非可以言傳，貴乎臨時斟酌。

　　朱海疇正①，年四十五歲，患疫得下證，四肢不舉，身臥如塑，目閉口張，舌上胎刺。問其所苦不能答，因問其子，兩三日所服何藥？云：進承氣湯三劑，每劑投大黃兩許，不效。更無他策，惟待日而已。但不忍坐視，更祈診視②。余診得脉尚有神，下證悉具，病重藥輕③也。先投大黃一兩五錢，目④有時而小動。再投，舌刺無芒，口漸開能言。三劑舌胎少去，神思稍爽。四日服柴胡清燥湯。五日復生芒⑤刺，煩熱又加，再下之。七日又投承氣養營湯，熱少退。八日仍用大承氣，肢體自能少動。計半月，共服大黃十二兩而愈。又數日，始進糜粥，調理兩月平復。凡治千人，所遇此等，不過三四人而已。姑存案以備參⑥酌。

病愈結存

　　溫疫下後，脉證俱平，腹中有塊，按之則疼，自覺有所阻而

---

①　正：此據張本，四庫本同，石本作"者"。
②　診視：此據張本，石本作"一診"。
③　病重藥輕：此據張本，石本作"藥淺病深"。
④　目：此據石本，張本誤作"日"。
⑤　芒：此據石本，張本作"鋩"。
⑥　參：原作"叅"，同"參"，據改。後同此者，徑改。

微①悶，或時有升降之氣，往來不利，常作蛙聲，此邪氣已盡，其宿結尚未除也。此不可攻。攻之徒損元氣，氣虛益不能傳送，終無補於治結。須飲食漸進，胃氣稍復，津液流通，自能潤下也。嘗遇病愈後食粥半月，結塊方下，堅黑如石。食粥半月，宿塊未下，宜脾約丸微下可也。

下　格②

溫疫愈後，脉證俱平，大便二三旬不行，時時作嘔，飲食不進。雖少與湯水，嘔吐愈加，此爲下格。然下既不通，必返於上。設誤認翻胃，乃③與牛黃、狗寶。及誤作寒氣，與④藿香、丁香、二陳之類，誤也。宜調胃承氣熱服，頓下⑤宿結及溏糞、黏膠惡物，臭不可當者，嘔吐立止。所謂“欲求南風，須開北牖”是也。嘔止，慎勿驟補。若⑥少與參芪，則⑦下焦復閉，嘔吐仍作也。此與病愈結存仿佛，彼則妙在往來蛙聲一證，故不嘔而能食。可見毫釐之差，遂有千里之異。按：二者大便俱

① 微：此據張本，石本作“彭”，劉本、四庫本作“膨”。
② 格：此據石本，張本作“隔”。據文義，石本義長，故從之。下一“格”字同，不另注。
③ 誤認翻胃乃：此據石本，四庫本同，張本無。“翻”，石本作“番”，四庫本作“翻”，從四庫本改。
④ 誤作寒氣與：張本無，石本唯闕“與”字，此據四庫本補改。劉本“與”作“而以”。
⑤ 頓下：此據石本，張本作“頃得”。
⑥ 若：此據石本，張本無此字。
⑦ 則：此據石本，張本無此字。

閉，脉靜身涼，一安一危者，在乎氣通氣塞之間而已矣。此條務專調胃承氣之證。

注意逐邪勿拘結糞

溫疫可下者，約三十餘證，不必悉具。但見舌黃，心腹痞滿，便於達原飲加大黃下之。設邪在膜原者，已有行動之機，欲離未離之際，得大黃促之而下，實爲開門祛賊之法。卽使未愈，邪亦不能久羈。二三日後，餘邪入胃，仍用小承氣徹其餘毒。大凡客邪貴乎早治，乘人氣血未亂，肌肉未消，津液未耗，病人不至危殆，投劑不至掣肘，愈後亦易平復。欲爲萬全之策者，不過知邪之所在，早拔去病根爲要耳。但要諒人之虛實、度邪之輕重、察病之緩急、揣邪氣離膜原之多寡，然後藥不空投，投藥無太過不及之弊。是以仲景自大柴胡以下，立三承氣，多與少與，自有輕重之殊，勿拘於"下不厭遲"之説。此論及後數條，爲千古不易之議。

應下之證，見下無結糞，以爲下之早，或以爲不應下之證，誤投下藥。殊不知承氣本爲逐邪而設，非專爲結糞而設也。必俟其糞結，血液爲熱所搏，變證迭起，是猶養虎遺患，醫之咎也。況多有溏糞失下，但蒸作極臭如敗醬，或如藕泥，臨死不結者。但得穢惡一去，邪毒從此而消，脉證從此而退，豈徒孜孜糞結而後行哉！假如經枯血燥之人，或老人血液衰少，多生燥結；或病後血氣未復，亦多燥結，在經所謂不更衣十日無所苦，有何妨害？是知燥結不致損人，邪毒之爲殞命也。要知因邪致熱，熱致燥，燥致結①，非燥結而致邪熱也。但有病久失下，燥結爲之壅閉，瘀邪鬱熱，益難得泄。結糞一行，氣通而邪熱乃泄，此又前後之不同。總之，邪爲本，熱爲標，結糞又其標也。能早去其邪，安患②燥結耶？

假令滯下，本無結糞，初起質實，頻數窘急者，宜芍藥湯加大黃下之。此豈亦因結糞而然耶？乃爲逐邪而設也。或曰：得毋爲積滯而設與？余曰：非也。邪氣客於下焦，氣血壅滯，泣而爲積。若去積以爲治，已成之積方去，未成之積復生。須用大黃逐去其邪，是乃斷其生積之源，營衛流通，其積不治而自愈矣。更有虛痢，又非此論。

或問：脉證相同，其糞有結、有不結者，何也？曰：原其人病至，大便當卽不行，續得蘊熱，益難得出，蒸而爲結也。一者其人平素大便不實，雖胃家熱甚，但蒸作極臭，狀如粘膠，至死不結。應下之證，設引經論“初硬後必溏，不可攻”之句，誠爲千古之弊。初硬後必溏，原爲傷寒立論，未嘗指溫疫言也。

大承氣湯

大黃五錢　厚朴一錢　枳實一錢　芒硝三錢
水、薑，煎服。弱人減半，邪微者各復減半。

小承氣湯

大黃五錢　厚朴一錢　枳實一錢
水、薑,煎服。

調胃承氣湯

大黃五錢　芒硝二錢五分　甘草一錢
水、薑,煎服。

　　按:三①承氣湯,功用仿佛。熱邪傳裏,但上焦痞滿者,宜小承氣湯。中有堅結者,加芒硝,奂堅而潤燥。病久失下,雖無結糞,然多粘膩極臭惡物,得芒硝助大黃,有蕩滌之能。設無痞滿,惟存宿結而有瘀熱者,調胃承氣宜之。三承氣功效俱在大黃,餘皆治標之品也。不奈湯藥者,或嘔或畏,當爲細末,蜜丸,湯下。

蓄　血

　　大小便蓄血便血,不論傷寒時疫,總不宜此證②。蓋因失下,邪熱久羈,無由以泄;血爲熱搏,留於經絡,敗爲紫血,溢於腸胃,腐爲黑血,便色如漆。大便反易者,雖結糞得瘀而潤下,

---

① 三:張本、四庫本同,石本誤作"二"。
② 總不宜此證:此據張本,石本無。

結糞雖行，真元已敗，多至危殆。其有喜忘①如狂者，此胃熱波及於血分。血乃心之屬，血中留火，延蔓心家，宜其有是證矣。仍從胃治。雜證內傷便血，可治之證。惟傷寒、疫癘總不宜此，何也？乃邪干血分故也。以下數條討論之法，務在理血中之邪，行止在乎其人用之耳。

　　發黃一證，胃實失下，表裏壅閉，鬱而爲黃。熱更不泄，搏血②爲瘀。凡熱，經氣不鬱，不致發黃；熱不干血分，不致蓄血。同受其邪，故發黃而兼蓄血，非蓄血而致發黃也。但蓄血一行，熱隨血泄，黃因隨減。嘗見發黃③者，原無瘀血；有瘀血者，原不發黃。所以發黃，當咎在經瘀熱，若專治瘀血，誤也！胃移熱於下焦氣分，小便不利，熱結膀胱也；移熱於下焦血分，膀胱蓄血也。小腹硬滿，疑其小便不利。今小便自利者，責之蓄血也。小便不利，亦有蓄血者，非小便自利便爲蓄血也。胃實失下，至夜發熱者，熱留血分。更加失下，必致瘀血。初則晝夜發熱，日晡益甚。既投承氣，晝日熱減，至夜獨熱者，瘀血未行也，宜桃仁承氣湯。服湯後熱除爲愈。或熱時前後縮短，再服再短，蓄血盡而熱亦盡。大勢已去，亡血過多，餘焰尚存者，宜犀角地黃湯調之。　至夜發熱，亦有癉瘧，有熱入血室，皆非蓄血，並未可下，宜審。

桃仁承氣湯

大黃　芒硝　桃仁　當歸　芍藥　丹皮

----

① 忘：張本、石本同，四庫本作“妄”，劉本作“笑”。
② 血：此據石本，張本作“而”。
③ 黃：張本、石本均作“熱”，四庫本作“黃”，義長，從之。

照常煎服。

犀角地黃湯

地黃一兩　白芍二錢　丹皮二錢　犀角二錢,鎊碎

右先將地黃溫水潤透,銅刀切作片,石臼内搗爛,再加水如糊,絞汁聽用。其滓入藥同煎。藥成去滓,入前汁合服。

按:傷寒太陽病不解,從經傳腑,熱結膀胱,其人如狂,血自下者愈。血結不行者,宜抵當湯。今溫疫初無表證,而惟胃實,故腸胃蓄血多,膀胱蓄血少。然抵當湯行瘀逐蓄之最者,無分前後二便,並可取用。然蓄血結甚者,在桃仁力所不及,宜抵當湯。蓋非大毒猛屬之劑,不足以抵當,故名之。然抵當證所遇亦少,存①此以備萬一之用。

抵當湯

大黃五錢　虻蟲二十枚,炙乾,研碎②　桃仁五錢,研如泥③
水蛭炙乾爲末,五分

照常煎服。

---

① 存:此據張本,石本無。
② 碎:此據張本,石本作"末"。
③ 泥:此據張本,石本誤作"酒"。

發　黃①

疫邪傳裏，遺熱下焦，小便不利，邪無輸泄，經氣鬱滯，其
傳爲疸，身目如金者，宜茵陳湯。

茵陳湯

茵陳二錢　山梔一錢　大黃五錢

水、薑，煎服。

　　按：茵陳爲治疸退黃之專藥。今以病症較之，黃因小
便不利，故用山梔除小腸屈曲之火。瘀熱既除，小便自
利。當以發黃爲標，小便不利爲本。及論小便不利，病原
不在膀胱，乃係胃家移熱，又當以小便不利爲標，胃實爲
本。是以大黃爲專功，山梔次之，茵陳又其次也。設去大
黃而服山梔、茵陳，是忘本治標，鮮有效矣。或用茵陳五
苓，不惟不能退黃，小便間亦難利。疫邪發黃，大黃茵陳湯主
之。雜證發黃，茵陳五苓湯主之。

　　舊論發黃，有從濕熱，有從陰寒者，是亦妄生枝節，學
者未免有多歧之惑矣。夫傷寒、時疫，既以傳裏，皆熱病
也。煨萬物者，莫過於火。是知大熱之際，燥必隨之，又
何暇生寒生濕？ 譬②若冰炭，豈容並處耶？ 既無其證，焉

---

① 發黃：石本、四庫本此後均有"疸是腑病非經病也"八個小字。
② 譬：原作"辟"，通"譬"，據改。後同此者，徑改。

有其方？不爲智者信①。濕熱相蒸，方有黃病。豈有乾熱生黃之理乎？○湯水入胃，俱濕也。論中生濕之言欠妥。

古方有三承氣證，便於三承湯加茵陳、山梔，當隨證施治，方爲盡善。

邪在胸膈

溫疫胸膈滿悶，心煩喜嘔，欲吐不吐，雖吐而不得大吐，腹不滿，欲飲不能飲，欲食不能食，此疫邪留於胸膈，宜瓜蒂散吐之。此傷寒陽邪，傳於胸中，治懊憹證法也。治疫亦同。

瓜蒂散

甜瓜蒂一錢　　赤小豆二錢，研碎　　生山梔仁二錢

右用水二鍾，煎一鍾，後入赤豆，煎至八分，先服四分，一時後不吐，再服盡。吐之未盡，煩滿尚存者，再煎服。如無瓜蒂，以淡豆豉二錢代之。瓜蒂散在傷寒條下爲難用，在疫證條下尤難用之。能用者其證立退。

---

① 舊論發黃……智者信：此段據張本，石本、劉本脫，然彼有校刊者質疑脫文之論。石本注云：“愚按：舊論發黃，有從濕熱，有從陰寒者，陰陽（陽，劉本作“病”）發黃確有其證，何得云妄？濕熱發黃尤爲最多，大約如合麴相似。飲入於胃，胃氣薰蒸則成濕熱，濕熱外蒸，透入肌腠，遂成黃病。燥火焉有發黃之理？此言爲吳君白圭之玷。”劉本注云：“此條必重刻者駁正之論。今此條之上，不見有燥火發黃及陰寒發黃，云以爲妄語，必寫者脫去原文矣。”可知石本、劉本所據之祖本，均脫吳又可此段原論。

辨明傷寒時疫

　　或曰：子言傷寒與時疫有天壤之隔，今用三承氣及桃仁承氣、抵當、茵陳諸湯，皆傷寒方也。既用其方，必同其證，子何言之異也？曰：夫傷寒必有感冒之因，或單衣風露，或強力入水，或臨風脫衣，或當簷出浴，當覺肌肉粟起，既而四肢拘急，惡風惡寒，然後頭疼身痛，發熱惡寒，脉浮而數。脉緊無汗爲傷寒，脉緩有汗爲傷風。　　時疫初起，原無感冒之因，忽覺凛凛，以後但熱而不惡寒。然亦有所觸，因而發者。或饑飽勞碌，或焦思氣鬱，皆能觸動其邪，是促其發也。不因所觸，無故自發者居多。促而發者，十中之一二耳。且傷寒投劑，一汗而解；時疫發散，雖汗不解。傷寒不傳染於人，時疫能傳染於人。傷寒之邪，自毫竅而入；時疫之邪，自口鼻入。傷寒感而卽發，時疫感而後[1]發。傷寒汗解在前，時疫汗解在後。傷寒投劑可使立汗；時疫汗解，俟其内潰，汗出自然，不可以期。傷寒解以發汗，時疫解以戰汗。傷寒不能發斑，時疫而能發斑[2]。傷寒感邪在經，以經傳經；時疫感邪在内，内溢於經，經不自傳。傷寒感發甚暴；時疫多有淹纏二三日，或漸加重，或淹纏五六日，忽然加重。傷寒初起，以發表爲先；時疫初起，以疏利爲主，種種不同。其所同者，傷寒、時疫皆能傳胃，至是同歸於一，故用

---

　　①　後：此下石本有“久”字。
　　②　傷寒……發斑：此十二字據張本，石本作“傷寒發斑則病篤，時疫發斑則病衰”。

承氣湯輩導邪而出。要之，傷寒、時疫，始異而終同也。　夫傷寒之邪，自肌表一逕傳裏，如浮雲之過太虛，原無根蒂，惟其傳法，始終有進而無退，故下後皆能脫然而愈。　時疫之邪，始則匿於膜原，根深蒂固，發時與營衛交併，客邪經由之處，營衛未有不被其所傷者。因其傷，故名曰潰。然不潰則不能傳，不傳邪不能出，邪不出而疾不瘳。　時疫下後，多有未能頓解者，何耶？蓋疫邪每有表裏分傳者。因有一半向外傳，則邪留於肌肉；一半向內傳，則邪留於胃家。邪留於胃，故裏氣結滯。裏氣結，表氣因而不通，於是肌肉之邪，不能卽達於肌表。下後裏氣一通，表氣亦順。向者鬱於肌肉之邪，方能盡發於肌表，或斑或汗，然後脫然而愈。傷寒下後無有此法。雖曰終同，及細較之，而終又有不同者矣。

或曰：傷寒，感天地之正氣；時疫，感天地之戾氣。氣旣不同，俱用承氣，又何藥之相同也？曰：風寒、疫邪，與吾身之真氣勢不兩立。一有所着，氣壅火積，氣也、火也、邪也，三者混一，與之俱化，失其本然之面目，至是均爲之邪矣。但以驅逐爲功，何論邪之同異也？

假如初得傷寒爲陰邪，主閉藏而無汗；傷風爲陽邪，主開發而多汗。始有桂枝、麻黃之分，原其感而未化也。傳至少陽，並用柴胡；傳至胃家，並用承氣。至是亦無復有風寒之分矣。推而廣之，是知疫邪傳胃，治法無異也[①]。論中辨傷寒、時疫兩邪之異甚確，辨治法始異終同而終又不同甚詳。

---

① 無異也：此據張本，石本無此三字。

發斑戰汗合論

　　凡疫邪留於氣分，解以戰汗；留於血分，解以發斑。氣屬陽而輕清，血屬陰而重濁。是以邪在氣分則易疏透，邪在血分恒多膠滯，故陽主速而陰主遲。所以從戰汗者，可使頓解；從發斑者，當圖漸愈。

戰　汗

　　疫邪先傳表，後傳裏，忽得戰汗，經氣輸泄，當卽脉靜身涼，煩渴頓除。三五日後，陽氣漸積，不待飲食勞碌，忽然又[1]復者，蓋表邪已解，裏邪未去，纔覺發熱，下之卽解。　疫邪表裏分傳，裏氣壅閉，非下不汗。下之未盡[2]，日後復熱，當復下、復汗。非下不汗，有至理，有實見，但有辭不達意之弊。

　　溫疫下後，煩渴減，腹滿去，或思食而知味，裏氣和也。身熱未除，脉近浮，此邪氣怫[3]鬱於經，表未解也，當得汗解。如未得汗，以柴胡清燥湯和之，復不得汗者，從漸解也，不可苛求其汗。　應下失下，氣消血耗。既下，欲作戰汗，但戰而不汗[4]

------

①　忽然又：此據張本，石本作"或有反"。
②　非下不汗下之未盡：此據張本。下文張以增注稱此句"辭不達意"。石本作"非汗下不可，汗下之未盡"，可見已修訂原文。
③　怫：張本、石本均作"拂"。"拂"通"怫"，改用正字。
④　汗：此據石本，張本作"復"。

者危。以中氣虧微，但能降陷，不能升發也。次日當期復戰，厥回汗出者生；厥不回，汗不出者死。以正氣脫，不勝其邪也。

戰而厥回微①汗者，真陽尚在，表氣枯涸也，可使漸愈。凡戰而不復，忽痓②者必死。痓者身如尸，牙關緊，目上視。　凡戰不可擾動，但可溫覆。擾動則戰而中止，次日當期復戰。　戰汗後，復下後，越二三日，反腹痛不止者，欲作滯下也。無論已見積未見積，宜芍藥湯。

芍藥湯

白芍藥一錢　當歸一錢　檳榔二錢　厚朴一錢　甘草七分
水、薑，煎服。裏急後重，加大黃三錢；紅積，倍芍藥；白積，倍檳榔。

自　汗

自汗者，不因發散，自然汗出也。伏邪中潰，氣通得汗，邪欲去也。若脉長洪而數，身熱大渴，宜白虎湯，得戰汗方解。

裏證下後，續得自汗，雖二三日不止，甚則四五日汗③不止，身微熱。熱甚則汗甚，熱微汗亦微，此屬實。乃表有留邪也，邪盡汗止。汗不止者，宜柴胡以佐之，表解則汗止。設有

---

① 微：此據張本，石本作"無"。
② 痓：音 zhì，義痙攣。讀音不同，非"痙 jìng"之異體。
③ 汗：此據張本，石本無此字。

三陽經證，當用三陽隨經加減法，與協熱下利投承氣同義。表裏雖殊，其理則一。若誤認爲表虛自汗，輒用黃芪實表及止汗之劑，則誤矣。有裏證，時當盛暑，多作自汗，宜下之。白虎證自汗①詳見前。若面無神色，唇口刮白，表裏無陽證，喜熱飲，稍冷則畏，脉微欲絶，忽得自汗，淡而無味者爲虛脫，夜發則晝死，晝發則夜亡。急當峻補，補不及者死。大病愈後數日，每飲食及驚動卽汗，此表裏虛怯，宜人參養營湯倍黃芪。

盜　汗

　　裏證下後，續得盜汗者，表有微邪也。若邪甚，竟作自汗。伏邪中潰，則作戰汗矣。凡人目張則衛氣行於陽，目瞑則衛氣行於陰。行陽謂升發於表，行陰謂斂降於內。行於陰不能衛護其表，毫竅空疏，微邪乘間而出，邪盡而②盜汗自止，設不止者，宜柴胡湯以佐之。此與下條，與自汗二條相似，但有輕重之不同。○陰虛而邪熱乘之，故目瞑則汗出，宜清內熱。邪盡汗止，恐亦未然。

　　時疫愈後，脉靜身涼，數日後反③得盜汗及自汗者，此屬表虛，宜黃芪湯。

---

　　① 汗：此據石本。張本此字漫漶，描補作"仔"，誤。

　　② 行於陰……邪盡而：此二十二字據張本，石本作"今內有伏熱，而又遇衛氣，兩陽相摶，熱蒸於外則腠理開而盜汗出矣。若內伏之邪一盡，則"，意義相差較大，而以張本義長。

　　③ 反：此據張本，四庫本同。石本作"及"，乃"反"之形誤。

柴胡湯

柴胡三錢　黃芩一錢　陳皮一錢　甘草一錢　生薑一錢
大棗二枚

　　古方用人參、半夏。今表裏①實，故不用人參；無嘔吐，不加半夏。

黃芪湯

黃芪三錢　五味子三錢　當歸一錢　白尤一錢　甘草五分
照常煎服。如汗未止，加麻黃淨根一錢五分，無有不止者。然屬實者常多，屬虛者常少。邪氣盛爲實，正氣奪爲虛。虛實之分，在乎有熱無熱。有熱爲實，無熱爲虛。若顛倒誤用，未免實實虛虛之誤，臨證當慎。

狂　汗

　　狂汗者，伏邪中潰，欲作汗解，因其人禀賦肥②盛，陽氣衝擊，不能頓開，故忽然坐臥不安，且狂且躁，少頃大汗淋漓，狂躁頓止，脉靜身涼，霍然而愈。

---

① 裏：此據石本，張本無此字。
② 肥：此據張本，石本作"充"。

發 斑

邪留血分，裏氣壅閉，則伏邪不得外透而爲斑。若下之，內壅一通，則衛氣亦從而疏暢，或出表爲斑，則毒邪亦從而外解矣。若下後斑漸出，不可更大下①。設有下證，少與承氣緩緩下之。若復大下，中氣不振，斑毒內陷則危，宜托裏舉斑湯。

托裏舉斑湯

白芍　當歸各一錢　升麻五分　白芷　柴胡各七分　穿山甲二錢，炙黃爲粗②末③

水，薑，煎服。下後斑漸出。復大下，斑毒復隱，反加循衣摸牀，撮空理綫，脉漸微者危。本方加人參一錢，補不及者死。若未下而先發斑者，設有下證，少與承氣，須從緩下。□□陶節菴三黃巨□□意同。

數下亡陰

下證以邪未盡，不得已而數下之。間有兩目加澀，舌反枯乾，

---

① 則伏邪……不可更大下：此五十字據石本，張本作“非下不斑。斑出爲毒邪外解。下後斑漸出，更不可大下”。

② 粗：原作“麁”，同“粗”，據改。後同此者，徑改。

③ 爲粗末：此據張本，四庫本同，石本脱此三字。

津不到咽，脣口燥裂。緣其人所稟陽臟素多火而陰虧，今重亡[1]津液，宜清燥養營湯。設熱渴未除，裏證仍在，宜承氣養營[2]湯。

解後宜養陰忌投參朮

夫疫乃熱病也，邪氣内鬱，陽氣不得宣布，積陽爲火，陰血每爲熱搏。暴解之後，餘焰尚在，陰血未復，大忌參、芪、白朮。得之反助其壅鬱，餘邪留伏，不惟目下淹纏，日後必變生異證。或周身痛痹，或四肢攣急，或流火結痰，或遍身瘡瘍，或兩[3]腿鑽痛，或勞嗽湧痰，或氣毒流注，或痰核穿漏，皆驟[4]補之爲害也。凡[5]有陰枯血燥者，宜清燥養營湯。若素多痰，及少年平時肥盛者，投之恐有泥[6]膈之弊，亦宜斟酌。大抵時疫愈後，調理之劑，投之不當，莫如靜養，節飲食爲第一。

清燥養營湯

知母　天花粉　當歸身　白芍　地黃汁　陳皮　甘草[7]
加燈心煎服。表有餘熱，宜柴胡養營湯。

柴胡養營湯

柴胡　黃芩　陳皮　甘草　當歸　白芍　生地　知母
天花粉

薑、棗，煎服。裏證未盡，宜承氣養營湯。

承氣養營湯

知母　當歸　芍藥　生地　大黃　枳實　厚朴

水、薑，煎服。痰涎湧甚，胸膈不清者，宜蔞①貝養營湯。

蔞貝養營湯

知母　花粉　貝母　瓜蔞實　橘紅　白芍藥　當歸　紫
蘇子

水、薑，煎服。

用參宜忌有前利後害之不同

凡人參所忌者，裏證耳。邪在表及半表半裏者，投之不
妨。表有客邪者，古方如參蘇飲、小柴胡湯、敗毒散是也。半
表半裏者，如久瘧挾虛，用補中益氣，不但無礙，而且得效。卽

---

① 蔞：此據石本，張本作"瓜"，下同。

使暴瘧，邪氣正盛，投之不當，亦不至脹，爲無裏證也。夫裏證者，不特①傷寒、溫疫傳胃，至如雜證，氣鬱、血鬱、火鬱、濕鬱、痰鬱、食鬱之類，皆爲裏證，投之卽脹者，蓋以實塡實也。論中第一句是手眼。

今溫②疫下後，適有暫時之通，卽投人參，因而不脹。醫者病者③，以爲用參之後雖不見佳處，然不爲禍，便爲是福，乃恣意投之。不知胃家喜通惡塞④，下後雖通，餘邪尚在，再四服之，則助邪塡實，前證復起，禍害隨至矣。間有失下以致氣血虛耗者，有因邪盛數下，及大下而挾虛者，遂投人參，當覺精神爽慧，醫者病者，皆以爲得意。明後日再三投之，卽加變證。蓋下後始則乘其胃家空闊⑤，虛則沾其補益而無害⑥。殊弗思餘邪未盡，恣⑦意投之，則漸加壅閉，邪火復熾，愈投而變證愈增矣。所以下後邪緩虛急，是以補性之效速而助邪之害緩，故前後利害之不同者有如此。

下後間服緩劑

下後或數下，膜原尚有餘邪⑧未盡，傳胃，邪熱⑨與衛氣

---

① 特：此據張本，四庫本同。石本誤作"指"。
② 溫：此據石本，張本、四庫本作"瘟"。
③ 病者：此據石本，張本作"處言"。
④ 胃家喜通惡塞：此據張本，石本作"參乃行血裏之補藥"。
⑤ 乘其胃家空闊：此據張本，石本作"胃家乍虛"。
⑥ 虛則沾其補益而無害：此據張本，石本作"沾其補益而快"。
⑦ 恣：此據石本，張本作"盡"。
⑧ 邪：此據石本，張本作"結"。
⑨ 邪熱：此據石本，張本脫"熱"字。

併，故熱不能頓除，當寬緩兩日，俟餘邪聚胃，再下之，宜柴胡清燥湯緩劑調理。"寬緩"二字當著眼。

柴胡清燥湯

柴胡　黃芩　陳皮　花粉　甘草　知母
薑、棗，煎服。

下後反痞

疫邪留於心胸，令人痞滿，下之痞應去，今反痞者，虛也。以其人或因他病先虧，或因①新產後氣血兩虛，或稟賦嬌怯，因下益虛，失其健運，邪氣留止，故令痞滿。今愈下而痞愈甚，若更用行氣破氣之劑，轉成壞證，宜參附養營湯。仍用歸、地，能無泥隔？忽投薑、附，太費燥熱。不若補理兼施為妙。

參附養營湯

當歸一錢　白芍一錢　生地三錢　人參一錢　附子炮，七分
乾薑炒，一錢
照常煎服。果如前證，一服痞如失。倘有下證，下後脉實，痞②未除者，再下之。此有虛實之分，一者有下證，下後痞

---

① 因：此據石本，張本作"用"。
② 痞：此據石本，張本此為一字闕。

卽減者爲實；一者表雖微熱，脉不甚數，口不渴，下後痞反甚者
爲虛。若潮熱口渴，脉數而痞①者，投之禍不旋踵。

下後反嘔

疫邪留於心胸，胃口熱甚，皆令嘔不止。下之嘔當去，今
反嘔者，此屬胃氣虛寒。少進粥飲，便欲吞酸者，宜半夏藿香
湯②。一服嘔立止，穀食漸加。

半夏藿香湯

半夏一錢五分　真藿香一錢　乾薑炒，一錢　白茯苓一錢
廣陳皮一錢　白朮炒，一錢　甘草五分

水、薑，煎服。有前後一證，首尾兩③變者。有患時疫，心
下脹滿，口渴發熱而嘔，此應下之證也。下之諸證減去六七，
嘔亦減半。再下之，脹除，熱退，渴止。向則數日不眠，今則少
寐，嘔獨轉甚，此疫毒去而諸證除，胃續寒而嘔甚，與半夏藿香
湯，一劑而嘔卽止。

---

① 痞：此據石本，張本作“病”。
② 半夏藿香湯：此據石本，張本爲五字闕。
③ 兩：此據石本，張本作“內”。

奪液無汗

溫疫下後脉沉，下證未除，再下之。下後脉浮者，法當汗解。三五日不得汗者，其人預亡津液也。此論喫緊。脉中一"浮"字，脉浮應汗，究竟不汗爲無液，要在醫者之變通耳。

時疫得下證，日久失下，日逐下利純臭水，晝夜十數行，乃致口燥唇乾，舌裂如斷。醫者悮按仲景協熱下利法，因與葛根黃連黃芩湯，服之轉劇，邀予診視。乃熱結旁流，急與大承氣一服，去宿糞甚多，色如敗醬，狀如粘膠，臭惡異常，是晚利頓止。次日服清燥湯一劑，脉尚沉。再下之，脉始浮。下證減去，肌表僅存微熱，此應汗解。雖不得汗，然裏邪先盡，中氣和平，所以飲食漸進。半月後忽作戰汗，表邪方解。蓋緣下利日久，表裏枯燥之極，飲食半月，津液漸回，方可得汗，所謂積流而渠自通也。可見脉浮身熱，非汗不解；血燥津枯，非液不汗。昔人以奪血無汗，今以奪液無汗，血、液雖殊，枯燥則一也。

補瀉兼施

證本應下，耽擱失治。或爲緩藥覊遲，火毒①壅閉，耗氣搏血，精神迨盡，邪火獨存。以致循衣摸牀，撮空理綫，筋惕肉

---

① 毒：此據張本，石本作"邪"。

瞤,肢①體振戰,目中不了了,皆緣應下失下之咎。邪熱一毫未除,元神將脫。補之則邪毒愈甚,攻之則幾微之氣不勝其攻。攻不可,補不可,補瀉不及,兩無生理。不得已,勉用陶氏黃龍湯。此證下亦死,不下亦死,與其坐以待斃,莫如含藥而亡,或有回生於萬一。讀前論半,已不治矣,而用黃龍湯,有何益哉?然而虛不甚虛,實不甚實,乃用黃龍可也。

黃龍湯

大黃　厚朴　枳實　芒硝　人參　地黃　當歸
照常煎服。

　　按:前證實爲庸醫耽擱,及今投劑,補瀉不及。然大虛不補,虛何由以回?大實不瀉,邪何由以去?勉用參、地以回虛,承氣以逐實,此補瀉兼施之法也。或遇此證,純用承氣,下證稍減,神思稍甦,續得肢體振戰,怔忡驚悸,心內如人將捕之狀,四肢反厥,眩暈鬱冒,項背強直,併前循衣摸牀、撮空等證,此皆大虛之候,將危之證也。急用人參養營湯。虛候少退,速可屏去。蓋傷寒、溫疫,俱係客邪,爲火熱燥證,人參固爲益元氣之神品,偏於益陽,有助火固邪之弊,當此又非良品也,不得已而用之。

人參養營湯

人參　麥門冬　遼五味　地黃　當歸身　白芍藥　知母

---

①　肢:原作"支",或作"肢",後同此者,徑改。

陳皮　甘草

照常煎服。

　　按：如人方肉食而病適來，以致停積在胃，用大小承氣連下，惟是臭水稀糞而已。於承氣湯中但加人參一味服之，雖三四十日所停之完穀及完肉於是方下。蓋承氣藉人參之力，鼓舞胃氣，宿物始動也。此論發前人所未發，活人之功不小。

藥　煩

應下失下，真氣虧微。及投承氣，下咽少頃，額上汗出，髮根燥癢，邪火上炎，手足厥冷，甚則振戰心煩，坐臥不安，如狂之狀。此中氣素虧，不能勝藥，名爲藥煩。凡遇此證，急投薑湯卽已。藥中多加生薑煎服，則無此狀矣。更宜均兩三次服，以防嘔吐不納。此證頗危，用生薑而無此狀，恐亦未然。○“藥煩”二字，奧妙題目。

停　藥

服承氣，腹中不行，或次日方行，或半日仍吐原藥，此因病久失下，中氣大虧，不能運藥，名爲停藥，乃天元幾絕，大凶之兆也。宜生薑以和藥性，或加人參以助胃氣。更①有邪實，病

---

　　①　更：此據石本，張本爲一字闕。

重劑輕，亦令不行。當審。

虛煩似狂

時疫坐臥不安，手足不定，臥未①穩則起坐，纔著坐卽亂走，纔抽身又欲臥，無有寧刻。或循衣摸牀，撮空撚指。師至纔診脉，將手縮去，六脉不甚顯，尺脉不至。此平時斫喪，根源虧損，因不勝其邪，元氣不能主持，故煩躁不寧。固非狂證，其危有甚於狂也。法當大補。然有急下者，或下後厥回，尺脉至，煩躁少定。此因邪氣少退，正氣暫復，微陽少伸也。不二時，邪氣復聚，前證復起，勿以前下得效，今再下之，下之速死。急宜峻補，補不及者死。此證表裏無大熱，下證不備者，庶幾可生。譬如城郭空虛，雖殘寇而能直入，戰不可，守不可，其危可知。

神昏②譫語

應下稽遲，血竭氣耗，內熱煩渴譫語，諸下證具而數下之，渴熱並減，下證悉去，五六日後，譫語不止者，不可以爲實。此邪氣去，元神未復，宜清燥養榮湯，加辰③砂一錢。鄭聲、譫語，

---

① 臥未：此據石本，張本爲二字闕，後補寫。
② 昏：此據張本，石本作“虛”。
③ 辰：此據石本，張本作“神”。

態度無二,但有虛實之分,不應兩立名色。

奪氣不語

　　時疫下後,氣血俱虛,神思不清,惟向裏牀睡,似寐非寐,似寤非寤,呼之不應,此正氣奪。與其服藥不當,莫如靜守虛回而神思自清,語言漸朗。若攻之,脉必反數,四肢漸厥,此虛虛之禍,危在旦夕。凡見此證,表裏無大熱者,宜人參養營湯補之。能食者,自然虛回而前證自除。設不食者,正氣愈奪,虛證轉加,法當峻補。

老少異治

　　三春旱草,得雨滋榮。殘臘枯枝,雖灌弗澤。凡年高之人,最忌剝削。設投承氣,以一當十。設用參朮,十不抵一。蓋老年營衛枯澀①,幾微之元氣易耗而難復也。不比少年氣血,生機甚捷,其勢浡然。但得邪氣一除,正氣隨復。所以老年慎瀉,少年慎補,何況誤用耶? 萬有年高禀厚、年少賦薄者,又當從權,勿以常論。

---

　　① 澀:原作"濇",同"澀",據改。後同此者,徑改。

妄投破氣藥論

溫疫心下脹滿，邪在裏也。若純用青皮、枳實、檳榔諸香燥破氣之品，冀其寬脹，此大謬也。不知內壅氣閉，原有主①客之分。假令根於七情鬱怒，肝氣上升；飲食過度，胃氣填實。本無外來邪毒、客氣相干，只不過自身之氣壅滯，投木香、砂仁、豆蔻、枳殼之類，上升者即降，氣閉者即通，無不立②效。今疫毒之氣，傳於胸胃，以致升降之氣不利，因而脹滿，實爲客邪累及本氣，但得客氣一除，本氣自然升降，脹滿立消。若專用破氣之劑，但能破正氣，毒邪何自而泄？脹滿何由而消？治法非用小承氣弗愈。既而腸胃燥結，下既不通，中氣鬱滯，上焦之氣不能下降，因而充積。即膜原或有未盡之邪，亦無前進之路。於是表裏上中下三焦皆阻，故爲痞滿燥實之證。得大承氣一行，所謂一竅通諸竅皆通，大關通而百關盡通也。向所鬱於腸胃之邪，由此而下，腸胃既舒，在膜原設有所傳不盡之餘邪，方能到胃，乘勢而下也。譬若河道阻塞，前舟既行，餘舟連尾而下矣。至是邪結並去，脹滿頓除，皆藉大黃之力。大黃本非破氣藥，以其潤而最降，故能逐邪拔毒，破結導滯，加以枳、朴者，不無佐使云爾。若純用破氣之品，津液愈耗，熱結愈固，滯氣無門而出，疫毒無路而泄，乃望其寬胸利膈，惑之甚矣。

疫證脹滿，邪氣使然。已歸裏症，非承氣不可。若用破氣藥，非法也。

---

①　主：此據張本，石本誤作“正”。

②　立：此據張本，石本作“見”。

此論極當。

妄投補劑論

有邪不除，淹纏日久，必至尪羸。庸醫望之，輒用補劑。殊不知無邪不病，邪去而正氣得通，何患乎虛之不復也？今投補劑，邪氣益固，正氣日鬱，轉鬱轉熱，轉熱轉瘦，轉瘦轉補，轉補轉鬱，循環不已，乃至骨立而斃。猶言服參幾許，補之不及，天數也。病家止誤一人，醫者終身不悟，不知殺人無筭。論中八個"轉"字，讀之不覺恍然矣。

妄投寒涼藥論

疫邪結於膜原，與衛氣併，因而晝夜發熱，五更稍減，日晡益甚，此與瘧瘧相類。瘧瘧熱短，過時如失，明日至期復熱。今溫疫熱長，十二時中首尾相接，寅卯之間，乃其熱之首尾也。卽二時餘焰不清，似乎日夜發熱。且其始也，邪結膜原，氣併爲熱，胃本無病，誤用寒涼，妄伐生氣，此其誤者一。及邪傳胃，煩渴口燥，舌乾胎刺，氣噴如火，心腹痞滿，午後潮熱，此應下之證。若用大劑芩、連、梔、柏，專務清熱，竟不知熱不能自成其熱，皆由邪在胃家，阻礙正氣，鬱而不通，火亦留止，積火成熱。但知火與熱，不知因邪而爲火熱。智者必投承氣，逐去其邪，氣行火泄，而熱自已。若概用寒涼，何異揚湯止沸？每見今醫好用黃連解毒湯、黃連瀉心湯。蓋本《素問》"熱淫所勝,治以寒涼",以爲聖人之言必不我欺。況熱病用寒藥,最是捷徑,又何疑乎?每遇熱甚,反指大黃能瀉而損元氣,黃連清熱,且不傷元氣,更無下泄之患,且得病家無有疑慮,守此以爲良法。由是凡遇熱證,大劑與之,二三錢不已,增至四五錢,熱又不已。晝夜連進,其病轉劇,至此技窮力竭,反謂事理當然。又見有等日久,腹皮貼背,乃調胃承氣證也。況無痞滿,益不敢議承氣,唯類聚寒涼,專務清熱。又思寒涼之最者,莫如黃連,因而再倍之,日近危篤。有邪不除,耽誤至死,猶言服黃連至幾兩,熱不能清,非藥之不到,或言不治之證,或言病者之數也。他日凡遇此證,每每如是,雖父母妻子,不過以此法毒之。蓋不知黃連苦而性滯,寒而氣燥,與大黃均爲寒藥。大黃走而不守,黃連守而不走,一燥一潤,一通一塞,相去甚遠。且疫邪首尾以通行爲治,若用黃連,反招閉塞之害,邪毒何由以瀉?病根何由以拔?既不知病原,烏能以愈疾耶?疫症用寒涼,不過揚湯止沸,必專務逐邪爲上。此論之辨,深爲後人戒。

問曰:間有進黃連而得效者,何也?曰:其人正氣素勝,又因所受之邪本微,此不藥自愈之證。醫者誤投溫補,轉補轉鬱,轉鬱轉熱,此以三分客熱,轉加七分本熱也。客熱者,因客邪所鬱,正分之熱也,此非黃連可愈。本熱者,因誤投溫補,正氣轉鬱,反致熱極,故續加煩渴、不眠、譫語等症,此非正分之熱,乃庸醫添造分外之熱也。因投黃連,於是煩渴、不眠、譫語等症頓去。要之,黃連但可清去七分無邪本熱,又因熱減而正氣卽回,所存三分有邪客熱,氣行卽已也。醫者不解,遂以爲黃連得效,他日藉此概治客熱,則無效矣。必以昔效而今不效,疑其病原本重,非藥之不到也。執迷不悟,所害更不可勝計矣。

問曰：間有未經溫補之悞，進黃連而疾愈者，何也？曰：凡元氣勝病，爲易治；病勝元氣，爲難治。元氣勝病者，雖誤治，未必皆死。病勝元氣者，稍誤，未有不死者。此因其人元氣素勝，所感之邪本微，是正氣有餘，足以勝病也。雖少與黃連，不能抑鬱正氣，此爲小逆，以正氣猶勝而疾幸愈也。醫者不解，竊自邀功。他日設遇邪氣勝者，非導邪不能瘳其疾，誤投黃連，反招閉塞之害，未有不危者。

大　便

熱結旁流，協熱下利，大便閉結，大腸膠閉，總之邪在裏，其證不同者，在乎通塞之間耳。

協熱下利者，其人大便素不調，邪氣忽乘於胃，便作煩渴，一如平時泄瀉稀糞而色不敗，甚則①色但焦黃而已。此伏邪傳裏，不能稽留於胃，至午後潮熱，便作泄瀉。子後熱退，泄瀉亦減。次日不作潮熱，利亦止，爲病愈。潮熱未除，利不止者，宜小承氣湯，以徹②其餘邪，而利自止。三陽合病，必自利。潮熱者，陽明也，故宜下。

利止二三日後，午後忽加煩渴，潮熱下泄，仍如前證，此伏邪未盡，復傳到胃也，治法同前。

大便閉結者，疫邪傳裏，內熱壅鬱，宿糞不行，蒸而爲結，

---

① 甚則：此據張本，石本作“其敗”。
② 徹：此據石本，張本誤作“轍”。

漸至黑①硬，下之。結糞一行，瘀熱自除，諸證悉去。

　　熱結傍流者，以胃家實，內熱壅閉，先大便閉結，續得下利純臭水，全然無糞，日三四度，或十數度，宜大承氣湯，得結糞而利立止。服湯不得結糞，仍下利純臭水幷所進湯藥，因大腸邪勝，失其傳送之職，知邪猶在也，病必不減，宜更下之。

　　大腸膠閉者，其人平素大便不實，設遇疫邪傳裏，但蒸作極臭狀如粘膠，至死不結，但愈蒸愈閉，以致胃氣不能下行，疫毒無路而出，不下卽死。但得粘膠一去，下證自除，霍然而愈。絕妙心法。

　　溫疫愈後三五日，或數日，反腹痛裏急者，非前病原也。此下焦別有伏邪所發，欲作滯下也。發於氣分，則爲白積；發於血分，則爲紅積；氣血俱病，紅白相兼。邪盡利止，未止者，宜芍藥湯。方見前"戰汗"條②。

　　愈後大便數日不行，別無他證，此足三陰不足，以致大腸虛燥。此不可攻，飲食漸加，津液流通，自能潤下也。覺穀道夯悶，宜作蜜煎③導，甚則宜六成湯。

　　病愈後，脉遲細而弱，每至黎明，或夜半後，便作泄瀉，此命門真陽不足，宜七成湯。此條用七成湯，還宜細審，不若養榮、蜜導法。

　　亦有雜證屬實者，宜大黃丸，下之立愈。

六成湯

當歸一錢五分　　白芍藥一錢　　地黃五錢　　天門冬一錢　　肉

---

①　黑：此據張本，石本作"更"。
②　戰汗條：此據石本，張本無此三字。
③　煎：此據石本，張本作"箭"。

蓯蓉_{三錢}　麥門冬_{一錢}

照常煎服。日後更燥者，宜六味丸，少減澤瀉。

七成湯

破故紙_{炒香搗碎，三錢}　熟附子_{一錢}　遼五味_{八分}　白茯苓_{一錢}　人參_{一錢}　甘草_{炙，五分}①

照常煎服。愈後更發者，宜八味丸，倍加附子。

小　便

熱到膀胱，小便赤色。邪到膀胱，干於氣分，小便膠濁；干於血分，溺血蓄血。留邪欲出，小便急數。膀胱不約，小便自遺。膀胱熱結，小便閉塞。

熱到膀胱者，其邪在胃，胃熱灼於下焦，在膀胱但有熱而無邪，惟令小便赤色而已，其治在胃。

邪到膀胱者，乃疫邪分佈下焦，膀胱實有之邪，不止於熱也。從胃來者②，治在胃，兼治膀胱。若純治膀胱，胃氣乘勢擁入膀胱，非其治也。若腸胃無邪，獨小便急數，或白膏如馬通，其治在膀胱，宜豬苓湯。

---

①　炙五分：此據張本，石本脱此三字。
②　來者：此據張本，石本作"家來"。

猪苓湯　邪干氣分者宜之。

猪苓一①錢　澤瀉一錢　滑石五分　甘草八分　木通一錢
車前二錢
燈心煎服。

桃仁湯　邪干血分者宜之。

桃仁三錢,研如泥　丹皮一錢　當歸一錢　赤芍一錢　阿膠
二錢　滑石五錢②
照常煎服。小腹痛,按之硬痛,小便自調,有蓄血也,加大
黃三錢。甚則抵當湯。藥分三等,隨其病之輕重而施治。

前後虛實③

病有先虛後實者,宜先補而後瀉。先實而後虛者,宜先瀉
而後補。假令先虛後實者,或因他病先虧,或因年高血弱,或
因④先有勞倦之極,或因新產亡⑤血過多,或舊有吐血及崩漏
之證。時疫將發,卽觸動舊疾,或吐血,或崩漏,以致亡血過

---

① 一:此據張本,石本作"二"。
② 五錢:此據張本,石本脱此二字。
③ 前後虛實:此據石本,張本作"前虛後實"。
④ 因:此據石本,張本作"有"。
⑤ 亡:此據張本,石本誤作"下"。

多，然後疫氣漸漸加重。以上並宜先補而後瀉。瀉者，謂疏導之劑，併承氣下藥，概而言之也。凡遇先虛後實者，此萬不得已而投補劑一二貼。後虛證少退，便宜治疫。若補劑連進，必助疫邪，禍害隨至。此條病情及治法，未爲穩當。總屬在疑難處。

假令先實而後虛者，疫邪應下失下，血液爲熱搏盡。原邪尚在，宜急下之。邪退六七，急宜補之。虛回五六，慎勿再補。多服則前邪復起。下後必竟加添虛證者方補，若以意揣度其虛，不加虛證，誤用補劑，貽害不淺。

脉　厥

溫疫得裹證，神色不敗，言動自如，別無怪證，忽然六脉如絲，微[①]細而軟，甚至於無，或兩手俱無，或一手先伏。察其人不應有此脉，今有此脉者，皆緣應下失下，內結壅閉，營氣逆於內，不能達於四末，此脉厥也。亦多有過用黃連、石膏諸寒之劑，強遏其熱，致邪愈結，脉愈不行。醫見脉微欲絕，以爲陽證得陰脉，爲不治，委而棄之，以此悞人甚衆。若更用人參、生脉散輩，禍不旋踵，宜承氣緩緩下之，六脉自復。神色不敗，言動自如。在傷寒回陽四逆，用四逆散；在疫症條下曰脉厥，宜承氣湯。從症不從脉也。

脉證不應

表證脉不浮者，可汗而解，以邪氣微，不能牽引正氣，故脉

---

① 微：此據張本，石本作“沉”。

不應。　裏證脉不沉者,可下而解,以邪氣微,不能抑鬱正氣,故脉不應。　陽證見陰脉,有可生者,神色不敗,言動自如,乃禀賦脉也。再問平①日無此脉,乃脉厥也。　下後脉實,亦有病愈者,但得證減,復有實脉,乃天年脉也。　夫脉不可一途而取,須以神氣、形色、病證相參,以決安危爲善。可汗、可下,兩條總之。邪少脉沉可汗,脉浮可下,以取形色之汗下,非干脉之浮沉也。

　　張崐源正,年六旬,得滯下。後重窘急,日三四十度,脉常歇止,諸醫以爲雀啄脉,必死之候,咸不用藥。延予診視。其脉參伍不調,或二動一止、或三動一止而復來,此澀②脉也。年高血弱,下利膿血,六脉短澀,固非所能任。詢其飲食不減,形色不變,聲音烈烈,言語如常,非危證也。遂用芍藥湯加大黃三錢,大下純膿成塊者兩碗許,自覺舒快,脉氣漸續,而利亦止。數年後又得傷風咳嗽,痰③涎湧甚,診之又得前脉,與杏桔湯二劑,嗽止脉調。乃見其婦,凡病善作此脉。大抵治病,務以形、色、脉、證參考,庶不失其大體,方可定其吉凶也。

體　厥

　　陽證脉閉④,身冷如冰,爲體厥。此證世所罕有,治法亦要仔細推詳。

　　施幼聲,賣卜頗行,年四旬,禀賦肥甚。六月患時疫,口燥

---

① 平:此據張本,石本作"前"。
② 澀:原作"澁",同"澀",據改。後同此者,徑改。
③ 痰:此據石本,張本作"疾"。
④ 閉:此據張本,石本作"陰"。

舌乾，胎刺如鋒，不時太息，咽喉腫痛，心腹脹滿，按之痛甚，渴思冰水，日晡益甚，小便赤澀，得涓滴則痛甚，此下證悉備。但通身肌表如冰，指甲青黑，六脉如絲，尋之則有，稍按則無。醫者不究裏證熱極，但引陶氏①《全生集》，以爲陽證。但手足厥逆，若冷過乎肘膝，便是陰證。今已通身冰冷，比之冷過肘膝更甚，宜其爲陰證一也。且陶氏以脉分陰、陽二證，全在有力、無力中分，今已脉微欲絶，按之如無，比之無力更甚，宜其爲陰證二也。陰證而得陰脉之至，有何説焉？以內諸陽證竟置不問，遂投附子理中湯，未服。延予至，以脉相參，表裏互較，此陽證之最者，下證悉具，但嫌下之晚耳。蓋因內熱之極，氣道壅閉，乃至脉微欲絶，此脉厥也。陽鬱則四肢厥逆，若素禀肥盛，尤易壅閉，今亢陽已極，以至通身冰冷，此體厥也。六脉如無者，群龍無首之象，證亦危矣。急投大承氣湯，囑其緩緩下之，脉至厥回，便得生矣。其妻聞一曰陰證，一曰陽證，天地懸隔，疑而不服。更請一醫，指言陰毒，須灸丹田。其兄疊延三醫續至，皆言陰證，妻乃惶惑。病者自言：何不卜之神明？遂卜得從陰則吉，從陽則凶。更惑於醫之議陰證者居多，乃進附子湯。下咽如火，煩躁頓加。乃歎曰：吾已矣，藥之所誤也。言未已，更加躑躅，逾時乃卒。嗟乎！向以卜謀生，終以卜謀②死，誤人還自誤，可爲醫巫之鑒。

---

① 陶氏：指明代陶華，著《傷寒全生集》。
② 謀：此據張本，石本作"致"。

乘　除

　　病有純虛純實，非補卽瀉，何有乘除？設遇旣虛且實者，補瀉間用，當詳孰先孰後、從少從多、可緩可急，隨其證而調之。

　　吳①江沈青來正，少寡，素多鬱怒而有吐血證②，歲二三③發，吐後卽已，無有他證，蓋不以爲事也。三月間，別無他故，忽有小發熱，頭疼身痛，不惡寒而微渴。惡寒不渴者，感冒風寒。今不惡寒微渴者，疫也。至第二日，舊證大發，吐血勝常，更加眩暈，手振煩躁，種種虛躁，飲食不進，且熱漸加重。醫者病者，但見吐血，以爲舊證復發，不知其爲疫也。故以發熱認爲陰虛，頭疼身痛認爲血虛，不察未吐血前一日已有前證，非吐血後所加之證也。諸醫議補，問予可否？余曰：失血補虛，權宜則可。蓋吐血者內有結血，正血不歸經，所以吐也。結血牢固，豈能吐乎？能去其結，於中無阻，血自歸經，方冀不發。若吐後專補，補④則血滿，旣滿不歸，血從上溢也。設用寒涼尤誤。投補劑者，只顧目前之虛，用參暫效，不能拔去病根，日後又發也。況又兼疫，今非昔比。今因疫而發，血脫爲虛，邪在爲實，是虛中有實。若投補劑，始則以實填虛，沾其補益，旣而以實填實，災害立至。於是暫用人參二錢，以芪⑤、苓、歸、芍佐

---

① 吳：此據張本，石本此前有"醫案"二字。
② 證：此據張本，石本作"症"。
③ 二三：此據張本，石本作"三四"。
④ 補：此據張本，石本作"內"。
⑤ 芪：此據張本，石本作"茯"。

之。兩劑後，虛證咸退，熱減六七。醫者病者皆謂用參得效，均欲速進。余禁之不止，乃恣意續進。便覺心胸煩悶，腹中不和，若有積氣，求噫不得。此氣不時上升，便欲作嘔，心下難過，遍體不舒，終夜不寐，喜按摩搥擊，此皆外加有餘之變證也。所以然者，止有三分之疫，只應三分之熱，適有七分之虛，經絡枯澀，陽氣因①陷，故有十分之熱。分而言之，其間是三分實熱，七分虛熱也。向則本氣空虛，不與邪搏，故無有餘之證。但虛不任邪，惟懊憹、鬱冒、眩暈而已，今投補劑，是以虛證咸②去，熱減六七。所餘三分之熱者，實熱也。乃是病邪所致，斷非人參可除者。今再服之，反助疫邪，邪正相搏，故加有餘之變證，因少與承氣微利之而愈。按：此病設不用利藥，宜靜養數日亦愈。以其人大便一二日一解，則知胃氣通行，邪氣在內，日從胃氣下趨，故自愈。間有大便自調而不愈者，內有灣糞，隱曲不行。下之③，得宿糞極臭者，病始愈。設邪未去，恣意投參，病乃益固。日久不除，醫見形體漸瘦，便指爲怯證，愈補愈危，死者多矣。要之，真怯證世間從來罕有，令患怯證者，皆是人參造成。近代參價若金，服者不便。是以此證不死於貧家，多死於富室也④。

溫疫論卷上　終

---

① 因：此據張本，石本作"内"。

② 咸：此據張本，石本作"減"。

③ 行下之：此據張本，石本作"得下下"。

④ 要之……多死於富室也：此凡四十七字據張本，石本脫。其中末句二"死"字，張本原均作"生"，醒本、四庫本作"死"。二者雖均可通，當以"死"字義長，據改之。

溫疫論卷下

具區　吳有性(又可)甫著

嘉善　張以增(容旆)評點

雜氣論

日月星辰，天之有象可睹；水火土石，地之有形可求。昆蟲草木，動植之物可見；寒熱溫涼，四時之氣往來^①可覺。至於山嵐瘴氣、嶺南毒霧，咸得地之濁氣，猶或可察。而惟天地之雜氣，種種不一。亦猶天之有日月星辰，地之有水火土石，氣交之中有昆蟲草木之不一也。草木有野葛巴豆，星辰有羅計熒惑，昆蟲有毒蛇猛獸，土石有雄硫硇信，萬物各有善惡不等，是知雜氣之毒亦有優劣也。然氣無形^②可求，無象可見，況無聲復無臭，何能得睹得聞？人惡得而知其^③氣？又惡得而知其氣之不一也？是氣也，其來無時，其着無方，衆人有觸之者，各

---

① 來：此據張本，石本誤作“求”。

② 形：此據張本，石本作“所”。

③ 其：此據張本，石本無此字。

隨其氣而爲諸病焉。其爲病也，或時衆人發頤，或時衆人頭面浮腫，俗名爲大頭溫是也。或時衆人咽痛，或時音瘂，俗名爲是蝦蟆溫是也。或時衆人瘧痢，或爲痹氣，或爲痘瘡，或爲斑①疹，或爲瘡疥疔瘇。或時衆人目赤腫痛。或時衆人嘔血暴亡②，俗名爲瓜瓤溫、探頭溫是也。或時衆人瘦疙③，俗名爲疙瘩溫是也。爲病種種，難以枚舉。大約病偏於一方，延門合戶，衆人相同者，皆時行之氣，卽雜氣爲病也。爲病種種，是知氣之不一也。蓋當時適有某氣，專入某臟腑某經絡，專發爲某病。故衆人之病相同。是知氣之不一，非關臟腑經絡或爲之證也。夫病不可以年歲四時爲拘，蓋非五運六氣所印④定者，是知氣之所至無時也。或發於城市，或發於村落，他處截⑤然無有，是知氣之所着無方也。疫氣者，亦雜氣中之一。但有甚於他氣，故爲病頗重，因名之癘氣。雖有多寡不同，然無歲不有。至於瓜瓤溫、疙瘩溫，緩者朝發夕死，急者頃刻而亡，此在諸疫之最重者，幸而幾百年來罕有之證，不可以常⑥疫並論也。至於發頤、咽痛、目赤、斑疹之類，其時村落中偶有一二人所患者，雖不與衆人等，然考其症，甚合某年某處衆人所患之病，纖悉相同，治法無異。此卽當年之雜氣，但目今所鍾不厚，所患者希少耳。此又不可以衆人無有，斷爲非雜氣也。況雜氣爲病最多，然舉世皆誤認爲六氣。假如誤認爲風者，如大麻風、

---

① 斑：原作"班"，通"斑"，據改。後同此者，徑改。
② 亡：此據張本，石本作"下"。
③ 疙：此據張本，石本誤作"疲"。
④ 印：此據張本，石本作"卽"。
⑤ 截：此據張本，石本作"安"。
⑥ 常：此據石本，張本作"嘗"。

鶴膝風、痛風、歷節風、老人中風、腸風、厲風、癧風之類，槪用風藥，未嘗一效，實非風也，皆雜氣爲病耳。至又誤認爲火者，如疔瘡發背、癰疽腫毒①、氣毒流注、流火丹毒，與夫發斑痘疹之類，以爲諸痛瘡瘍，皆屬心火，投芩、連、梔、柏，未嘗一效。實非火也，亦雜氣之所爲耳。至於誤認爲暑者，如霍亂吐瀉、瘧、痢、暴注腹痛、絞腸沙②之類，皆誤認爲暑，因作暑症治之，未嘗一效，與暑何與焉？至於一切雜症，無因而生者，並皆雜氣所成。從古未聞者何耶？蓋因諸氣來而不知，感而不覺，惟向風寒暑濕所見之氣求之。是舍無聲無臭、不睹不聞之氣推察，旣錯認病原，未免誤投他藥。《大易》所謂：或繫之牛，行人之得，邑人之災也。劉河間著③《原病式》，蓋祖五運六氣，百病皆原於風寒暑濕燥火，是無出此六氣爲病。實不知雜氣爲病，更多於六氣爲病者百倍。不知六氣有限，現在可測；雜氣無窮，茫然不可測也。專務六氣，不言雜氣，焉④能包括天下之病歟！風、火、暑三證，亦有因風火暑來者，而因於雜氣者亦多。若槪認爲雜氣，恐亦不當。具眼人自能辨之。

論氣盛衰

其年疫氣盛行，所患皆重，最能傳染，卽童輩皆知言其爲

---

① 疽腫毒：張本原作"疽瘇瘺"，石本原作"疳瘺"。"瘺"字書查無此字，據文義改。

② 沙：此據石本，張本作"砂"。

③ 著：此據張本，石本作"作"。

④ 焉：此據張本，石本作"爲"。

疫。至於微疫，反覺無有，蓋毒氣所鍾不厚①也。

其年疫氣衰少，閭里所患者不過幾人，且不能傳染，時師皆以傷寒爲名，不知者固不言疫，知者亦不便言疫。然則何以知其爲疫？蓋脉證與盛行之年所患之證纖悉相同。至於用藥取效，毫無差別。是以知溫疫四時皆有，常年不斷，但有多寡輕重耳。

疫氣不行之年，微疫轉有，衆人皆以感冒爲名，實不知爲疫也。設用發散之劑，雖不合病，然亦無大害，疫自愈，實非藥也，即不藥亦自愈。至有稍重者，誤投發散，其害尚淺，若誤用補劑及寒涼，反成痼疾，不可不辨。

論氣所傷不同

所謂雜氣者，雖曰天地之氣，實由方土之氣也。蓋其氣從地而起，有是氣則有是病。譬如所言天地生萬物，然亦由方土之產也。但植物藉雨露而滋生，動物藉飲食而頤養。蓋先有是氣，然後有是物。推而廣之，有無限之氣，因有無限之物也。但二五之精，未免生克制化。是以萬物各有宜忌，宜者益而忌者損。損者，制也，故萬物各有所制。如貓制鼠，如鼠制象之類。旣知以物制物，即知以氣制物矣。以氣制物者，蟹得霧則死，棗得霧則枯之類，此有形之氣，動植之物皆爲所制也。至於無形之氣，偏中於動物者，如牛溫、羊溫、雞溫、鴨溫，豈但人

---

① 所鍾不厚：張本、石本均作“鍾厚”，劉敞本作“所鍾有厚薄”，四庫本作“所鍾不厚”。四庫本義長，今據補。

疫而已哉？然牛病而羊不病，雞病而鴨不病，人病而禽獸不病，究其所傷不同，因其氣各異也。知其氣各異，故謂之雜氣。夫物者，氣之化也；氣者，物之變也。氣即是物，物即是氣。知氣可以制①物，則知物之可以制氣矣。夫物之可以制氣者，藥物也。如蜒蚰解蜈蚣之毒，貓肉治鼠瘻之潰，此受物氣之爲病，是以物之氣制物之氣，猶或可測。至於受無形雜氣爲病，莫知何物之能制矣。惟其不知何物之能制，故勉用汗、吐、下三法以決之。嗟乎！即三法且不能盡善，況乃知物乎？能知以物制氣，一病只有一藥，藥②到病已，不煩君臣佐使、品味加減之勞矣。

蛔③　厥

疫邪傳裏，胃熱如沸，蛔動不安。下既不通，必反於上，蛔因嘔出，此常事也。但治其胃，蛔厥自愈。每見醫家妄引經論，以爲臟寒。蛔上入膈，其人當吐蛔。又云"胃中冷必吐蛔"之句，便用烏梅丸或理中安蛔湯。方中乃細辛、附子、乾薑、桂枝、川椒皆辛熱之品，投之如火上添油。殊不知疫證表裏上下皆熱，始終從無寒證者。不思現前事理，徒記紙上文辭，以爲依經傍註，坦然用之無疑，因此誤人甚衆。驚蛔之證不一，當求治其因而蛔自安矣。○若不省人事，名曰蛔厥。大半屬寒。在疫條下，理邪爲主。

---

① 制：此據張本，石本作"知"。
② 藥：此據張本，石本作"之"。
③ 蛔：原作"虵"，同"蛔"，據改。後同此者，徑改。

呃　逆

　　胃氣逆則爲呃逆，吳中稱爲冷呃。以冷爲名，遂指爲胃寒。不知寒熱皆令呃逆，且不以本證相參，專執俗語爲寒，遂投丁、茱、薑、桂，誤人不少。此與執辭害義者，尤爲不典①。

　　治法各從其本證而消息之。如見白虎證則投白虎；見承氣證則投承氣。膈間痰②閉，則宜導痰。如果胃寒，丁香柿蒂散宜之。然不若四逆湯功效殊捷。要之，但治本證，呃自止。其他可以類推矣。呃逆原非一端，亦有屬寒，亦有屬熱，亦有寒熱相半。總之，以和氣爲主。

似表非表似裏非裏

　　時疫初起，邪氣盤踞於中，表裏阻隔，裏氣滯而爲悶，表氣滯而爲頭疼身痛。因見頭疼身痛，往往誤認爲傷寒表證，因用麻黃、桂枝、香蘇、葛根、敗毒、九味羌活之類。此皆發散之劑，強求其汗，妄耗津液。經氣先虛，邪氣不損，依然發熱。　更有邪氣傳裏，表氣不能通於內，必壅於外。每至午後潮熱，熱甚則頭脹痛，熱退即已，此豈表實者耶？已上似表，誤爲表證，

---

　　①　此與執辭害義者尤爲不典：張本、石本同，四庫本作"吾愿執辭害義者，臨證猛省"。

　　②　痰：此據張本，石本誤作"疫"。

妄投升散之劑，經氣愈實，火氣上升，頭疼轉甚，須下之。裏氣一通，經氣降而頭疼立止。若果感冒頭疼，無時不痛，爲可辨也。且有別證相參，不可一途而取。　若汗、若下後，脉靜身涼，渾身肢節反加痛甚，一如被杖，一如墜傷，少動則痛苦號呼。此經氣虛、營衛行澀也。三四日內，經氣漸回，其痛漸止，雖不藥，必自愈。設妄引經論，以爲風濕相搏，一身盡痛，不可轉側，遂投疏風勝濕之劑，身痛反劇，似此誤人甚衆。此證誤治者多，最宜細察。

傷寒傳胃，即便潮熱譫語，下之無辭。今時疫初起，便作潮熱，熱甚亦能譫語，誤認爲裏證，妄用承氣，是爲誅伐無辜。不知伏邪附近於胃，邪未入腑，亦能潮熱。午後熱甚，亦能譫語，不待胃實而後能也。假令常瘧熱甚，亦作譫語。瘧[1]瘧不惡寒，但作潮熱，此豈胃實者耶？已上似裏，誤投承氣，裏氣先虛，及邪陷胃，轉見胸腹脹滿，煩渴益甚。病家見勢危篤，以致更醫。醫見下藥病甚，乃指大黃爲砒毒，或投瀉心，或投柴胡、枳、桔。留邪在胃，變證日增，神脫氣盡而死。向則不應下而反下之，今則應下而反失下。蓋因表裏不明，用藥前後失序之誤。溫疫始終宜疏利。溫熱始終宜疏利。今潮熱亦有慎下之禁，先生之心細矣。○潮熱主陽明之燥，未結者可和，在傷寒亦然。○傷寒下早，變爲結胸。大陷胸湯、丸原用硝、黃，疫證慎下，有下證而更下之，無疑也。

---

①　瘧：此據石本，張本誤作"痺"。

論　食

時疫有首尾而能食者，此邪不傳胃，切不可絕其飲食，但不宜過食耳。　有愈後數日微渴、微熱、不思食者，此微邪在胃，正氣衰弱，強與之，即為食復。　有下後一日便思食，食之有味，當與之。先與米飲一小杯，加至茶甌，漸進稀粥，不可盡意，饑則再與。如忽加吞酸，反覺無味，乃胃氣傷也。當停穀一日，胃氣復，復思食也，仍如漸進法。　有愈後十數日，脉靜身涼，表裏俱和，但不思食者，此中氣不甦。當與粥飲迎之，得穀後即思食。覺饑久而不思食者，一法以人參一錢，煎湯與之，以①喚胃氣。忽覺思食，餘勿服。此論進食與下進飲之法，極有條理。

論　飲

煩渴思飲，酌量與之。若引飲過多，自覺水停心下，名停飲，宜四苓散最妙。　如大渴思飲冰水及冷飲，無論四時，皆可量與。蓋內熱之極，得冷飲相救甚宜，能飲一升，止與半升，寧使少頃再飲。至於梨汁、藕汁、蔗漿、西瓜，皆可備不時之需。如不欲飲冷，當易白②滾湯與之。乃至不思飲，則知胃和

---

①　以：此據張本，石本作“少”。
②　白：此據張本，石本作“百”。

矣。《傷寒歌訣》云：若還不與非其治，過飲須教別病生。

四苓湯

白茯苓二錢　　澤瀉一錢五分　　豬苓一錢五分　　陳皮一錢

取長流水煎服。古方有五苓散，用桂枝者，以太陽中風，表證未罷，併入膀胱，用四苓以利小便，加桂枝以解表邪。爲雙解散，卽如少陽併於胃，以大柴胡通表裏而治之。今人但見小便不利，便用桂枝，何異聾者之聽宮商。胃本無病，故用白朮以健中，今不用白朮者，疫邪傳胃而渴，白朮性壅，恐以實填實也。加陳皮者，和中利氣也。

損　　復

邪之傷人也，始而傷氣，繼而傷血，繼而傷肉，繼而傷筋，繼而傷骨。邪毒旣退，始而復氣，繼而復血，繼而復肉，繼而復筋，繼而復骨。以柔脆者易損亦易復也。　天傾西北，地陷東南，故男先傷右，女先傷左。及其復也，男先復左，女先復右。以素虧者易損，以素實者易復也。

嚴供①甫，年三十。時疫後脉證俱平，飲食漸進，忽然肢體浮腫，別無所苦，此卽氣復也。蓋大病後，血未盛②，氣暴復，血乃氣之依歸，氣無所依，故爲浮腫。嗣後飲食漸加，浮腫漸消，

---

① 供：此據張本，石本、四庫本作“正”。
② 盛：此據張本，石本作“成”。

若誤投行氣利水藥則謬矣。

張德甫，年二十。患噤口痢，晝夜無度，肢體僅存皮骨。痢雖減，毫不進穀，投人參一錢。煎湯入口，不一時，身忽浮腫，如吹氣球之速①。自後飲食漸進，浮腫漸消，腫間已有肌肉矣。

若大病後，三焦受傷，不能通調水道，下輸膀胱，肢體浮腫，此水氣也。與氣復懸絕，宜金匱腎氣丸及腎氣煎。若誤用行氣利水藥必劇。凡水氣，足冷肢體常重；氣復，足不冷肢體常輕，爲異。

余桂玉正，年四十。時疫後四肢脫力，竟若癱瘓。數日後，右手始能動；又三日，左手方動。又俞桂岡②子室所患皆然。以上數條皆是損後復元之語，切不可用削氣之劑。

標　本

諸竅乃人身之户牖也。邪自竅而入，未有不由竅而出。《經》曰：未入於腑者，可汗而已；已入於腑者，可下而已。麻徵君③復增汗、吐、下三法，總是導引其邪，打從門户而出，可爲治法之大綱，舍此皆治標云爾。今時疫首尾一於爲熱，獨不言清熱者，是知因邪而發熱，但能治其邪，不治其熱而熱自已。夫邪之與熱，猶形影相依，形亡而影未有獨存者。若以黃連解毒

---

① 　之速：此據張本，石本無此二字。
② 　岡：此據張本，石本作"崗"。
③ 　麻徵君：卽金代文人麻九疇，與張子和爲亦師亦友，曾爲張子和的著作《儒門事親》潤色。故所謂"汗、吐、下"三法，應該是張子和提出來的。

湯、黃連瀉心湯，純乎類聚寒涼，專務清熱，既無汗、吐、下之
能，焉能使邪從竅而出？是忘其本，徒治其標，何異於小兒
捕影？

行邪伏邪之別

凡邪所客，有行邪，有伏邪，故治法有難有易，取效有遲有
速。假令行邪者，如正傷寒，始自太陽，或傳陽明，或傳少陽，
或自三陽入胃，如行人經由某地，本無根蒂。因其漂浮之勢，
病形雖重，若果在經，一汗而解。若果傳胃，一下而愈，藥到便
能獲效。先伏而後行者，所謂溫疫之邪，伏於膜原，如鳥棲巢，
如獸藏穴，營衛所不關，藥石所不及。至其發也，邪毒漸張，內
侵於腑，外淫於經。營衛受傷，諸證漸顯，然後可得而治之。
方其浸淫之際，邪毒尚在募原，此時但可疏利，使伏邪易出。
邪毒既離募原，乃觀其變，或出表，或入裏，然後可導邪而出，
邪盡方愈。初發之時，毒勢漸張，莫之能禦。其時不惟不能卽
瘳其疾，而病證日惟加重，病家見證反增，卽欲更醫。醫家不
解，亦自驚疑①。竟不知先時感受，邪甚則病甚，邪微則病微。
病之輕重，非關於醫；人之生死，全賴藥石。故諺有云：“傷寒
莫治頭，勞怯莫治尾。”若果正②傷寒初受於肌表，不過在經之
浮邪，一汗卽解，何難③治之有？不知蓋指溫疫而言也。所以

---

① 疑：此據石本，張本作“吒”。
② 正：此據張本，石本作“止”。
③ 難：此據石本，張本作“莫”。

疫邪方張之際，勢不可遏，但使邪毒速離募原便是，治法全在後段工夫。識得表裏虛實，更詳輕重緩急，投劑不致差謬，如是可以萬舉萬全。卽使感受之最重者，按法治之，必無殞命之理。若夫久病枯極、酒色耗竭、耆①氃風燭，此等已是天真幾絕，更加溫疫，自是難支，又不可同日②而語。

應下諸證

舌白胎漸變黃胎。

　　邪在募原，舌上白胎。邪在胃家，舌上黃胎，胎老變爲沉香色也。白胎未可下，黃胎宜下。以下數條，詳論甚悉。

舌黑胎。

　　邪毒在胃，熏騰於上，而生黑胎。有黃胎老而變焦色者，有津液潤澤作軟黑胎者，有③舌上乾燥作硬黑胎者④。下後二三日，黑皮自脫。　又有一種，舌俱黑而無胎，此經氣，非下證也。妊娠多見此，陰證亦有此，並非下證。

　　下後裏證去，舌尚黑者，胎皮未脫也，不可再下。務在有下證方可下。　舌上無胎，況無下證，誤下，舌反見離

---

①　耆：此據石本，張本作「蓍」。

②　日：此據石本，張本作「年」。

③　有：張本、石本均無此字。今據劉本、四庫本補。

④　有津液……黑胎者：此凡二十字據石本，張本作「有津液潤澤者作軟黑胎有舌上乾燥者作硬黑胎」。

離黑色者危,急當補之。

舌芒刺。

　　熱傷津液,此疫毒之最重者,急當下。　老人微疫無下證,舌上乾燥易生胎刺,用生脉散,生津潤燥,芒刺自去①。若別有下證,原當議下。

舌裂。

　　日久失下,血液枯極,多有此證。又熱結旁流,日久不治,在下則津液消亡,在上則邪火毒熾,亦有此症。急下之,裂自滿。

舌短、舌硬、舌卷。

　　皆邪氣勝,真氣虧,急下之。邪毒去,真氣回,舌自舒。

白砂胎。

　　舌上白胎,乾硬如砂皮,一名水晶胎。乃自白胎之時,津液乾燥,邪雖入胃,不能變黃,宜急下之。　若白胎潤澤者,邪在募原也,邪微胎亦微。邪氣盛,胎如積粉,滿布其舌,未可下。久而胎色不變,別有下證,服三消飲。次早舌卽變黃。

唇燥裂、唇焦色、唇口皮起、口臭、鼻孔如煙煤。

---

①　去:張本、石本同。四庫本作"失"。

胃家熱，多有此症，固當下。唇口皮起，仍用別症互較。鼻孔煤黑，疫毒在胃，下之無辭。

口燥渴。

更有下證者，宜下之，下後邪去胃和，渴自減。若服花粉、門冬、知母，冀其生津止渴，殊謬。　若大汗脉長洪而渴，未可下，宜白虎湯。汗更出，身涼渴止。

目赤、咽乾、氣噴如火、小便赤黑，涓滴作痛、小便極臭、揚手躑足、脉沉而數。

皆爲内熱之極，下之無辭。

潮熱、譫語①。

邪在胃，有此症，宜下。　然又有不可下者，詳載"似裏非裏"條下、"熱入血室"②條下、"神虛譫語"條下。

善太息。

胃家實，呼吸不利，胸膈痞悶，每欲引氣下行故然。

心下滿、心下高起如塊、心下痛、腹脹滿、腹痛按之愈痛、心下脹痛。

已上皆胃家邪實，内結氣閉，宜下之，氣通則已。

頭脹痛。

---

① 譫語：此據張本，石本脱此二字。
② 熱入血室：指下卷三"婦人時疫"條。

胃家實，氣不下降，下之，頭痛立止。若初起頭痛，別無下證，未可下。

小便閉。

大便不通，氣結不舒，大便行，小便立解，誤服行氣利水藥，無益。

大便閉，轉屎氣極臭。

更有下證，下之無辭。　有血液枯竭者，無表裏證，爲虛燥，宜蜜煎導及膽導。

大腸膠閉。

其人平素①大便不實，設遇疫邪傳裏，但蒸作極臭，狀如粘膠，至死不結。但愈蒸愈粘，愈粘愈閉，以致胃氣不能下行，疫毒無路而出，不下即死，但得粘膠一去，下證自除，晝然②而愈。大腸膠閉宜下，此症人所不識，最易誤人。蓋認三陽合證自利之條也。先生之論，活人多矣。

協熱下利，熱結旁流。

並宜下。詳見"大便"條下。

四逆、脉厥、體厥。

並屬氣閉，陽氣鬱內，不能四布於外。胃家實也，宜

① 素：此據張本，石本作"日"。
② 晝然：此據張本，石本無此二字。

下之。　下後反見此症者,為虛脫,宜補。

發狂。

　　胃家實,陽氣盛也,宜下之。　有虛煩似狂,有因欲汗作狂,並詳見本條,忌下。

應補諸證

　　向謂傷寒無補法者,蓋傷寒、時疫,均是客邪。然傷於①寒者,不過風寒,乃天地之正氣,尚嫌其填實而不可補。今感疫氣者,乃天地之毒氣,補之則壅裹其毒,邪火愈熾,是以誤補之為害,尤甚於傷寒。此言其常也。及言其變,然又有應補者。或日久失下,形神幾脫,或久病先虧,或先受大勞,或老人枯竭,皆當補瀉兼施。設獨行而增虛證者,宜急峻補。虛證散在諸篇,此不再贅。補之虛證稍退,切忌再補。詳見"前後虛實②"。補後虛證不退,反③加變證者危。下後虛證不見,乃臆度其虛,輒④用補劑,法所大忌。凡用補劑,本日不見佳處,即非應補。蓋人參為益元氣之極品、開胃氣之神丹,下咽之後,其效立見。若用參之後,元氣不回,胃氣不轉者,勿謂人參之功不捷,蓋因投之不當耳,急宜另作主張。若恣意投之,必加變症。變症⑤

————————

① 於:此據石本,張本為一字闕。
② 前後虛實:此同前據石本,張本作"前虛後實"。
③ 反:此據張本,石本作"及"。
④ 輒:原作"輙",張本、石本同。據文義改。後同此者,徑改。
⑤ 症:此據張本,石本作"如"。

加而更投之者,死。

論陰證世間罕有

　　傷寒陰陽二證,方書皆以對待言之。凡論陽症,卽繼之陰症,讀者以爲陰陽二證,世間均有之病。所以臨診之際,先將陰陽二證在於胸次,往來躊躇①,最易牽入誤端②。甚有不辨脉證,但窺其人多蓄少艾,或適在妓家,或房事後得病,或病適至行房,醫問及此,便疑爲陰症。殊不知病之將至,雖僧尼寡婦、室女童男、曠夫閹宦,病勢不可遏,與房欲何與焉? 卽便多蓄少艾,頻宿娼妓,房事後適病,病適至行房,此際偶值病邪發於募③原,氣壅火鬱,未免發熱,到④底終是陽證,與陰證何與焉? 況又不知陰證實乃世間罕⑤有之證⑥,而陽證似陰者,何日無之? 究其所以然者,蓋不論傷寒、溫疫,傳入胃家,陽氣內鬱,不能外布,卽便四逆,所謂陽厥是也。又曰:厥微熱亦微,厥深熱亦深。其厥深者,甚至冷過肘膝,脉沉而微;劇則通身冰冷,脉微欲絕。雖有輕重之分,總之爲陽厥。因其觸目皆是,苟不得其要領,於是誤認者良多。況且溫疫每類傷寒,又

---

①　躊躇:張本原作"惆悵",石本同。今據劉本改。
②　端:此據張本,石本作"揣"。
③　於募:此據張本,石本作"行膜"。
④　到:此據石本,張本爲一字闕。
⑤　罕:此據張本,石本作"非常"。
⑥　證:此據石本,張本作"病"。

不得要領，最易混淆。夫溫疫，熱病也，從無盛①寒，陰自何來？一也。治溫疫數百人，纔遇一②正傷寒，二也。及治正傷寒數百人，纔遇一③真陰證，三也。前後統論，苟非歷治萬④人，焉⑤能一見陰證？豈非世間罕有之病耶⑥？驗⑦今傷寒科盛行之醫，歷數年間，或者得遇一真陰證者有之，又何必纔見傷寒，便疑陰證？況多溫疫，又非傷寒者乎？腎經陰虛，陽無所附而發熱，反似溫疫。或因色欲而兼感冒，倘過於發散，寒涼尅伐，遽變陰症而不覺。仍以陽熱治之，少壯而夭枉多矣。然其症亦易識認：口雖乾而喜熱飲，或大便如常，或自利，按腹不痛，脉如平人，按之無力，足喜暖⑧，面赤而不甚渴；或兼腰痛，或兼淋濁。有此脉症，再問其初病曾犯色欲者，定須溫補。

論陽證似陰

凡陽厥，手足厥冷，或冷過肘膝，甚至手足指甲皆青黑，劇則遍身冰冷如石，血凝青紫成片，或六脉無力，或脉微欲絕。已上脉證，悉見純陰，猶以爲陽證，何也？及審内證，氣噴如火，齦爛口臭，煩渴譫語，口燥舌乾，舌胎黃黑，或生芒刺，心腹

---

① 盛：此據張本，石本作"感"。
② 一：此據張本，石本作"二三"。
③ 一：此據張本，石本作"二三"。
④ 萬：此據張本，石本作"多"。
⑤ 焉：此據石本，張本作"烏"。
⑥ 豈非世間罕有之病耶：此據張本，石本作"豈世間常有之病耶"。
⑦ 驗：此據張本，石本作"觀"。
⑧ 暖：原作"煖"，同"暖"，據改。

痞滿，少①腹疼痛，小便赤澀②，涓滴作痛。非大便燥結，即大腸膠閉；非協熱下利，即熱結旁流。已上內三焦悉見陽證，所以爲陽厥也。粗工不察內多下證，但見表證，脉體純陰，誤投溫劑，禍不旋踵。到此際之候，須辨裏證，不辨外證。若裏證多，必據裏治。

凡陽證似陰者，溫疫與正傷寒通有之。其有陰證似陽者，此係③正傷寒家事，在溫疫無有此證，故不附載。詳見《傷寒實錄》④。

溫疫陽證似陰者，始必由募原，以漸傳裏，先幾日發熱，以後四逆。　傷寒陽症似陰者，始必由陽經發熱，脉浮而數，邪氣自外漸次傳裏，裏氣壅閉，脉體方沉，乃至四肢厥逆，蓋非一日矣。　其真陰者，始則惡寒而不發熱，其脉沉細，當即四逆，急投附子回陽，二三日失治即死。　捷要辨法：凡陽證似陰，外寒而內必熱，故小便血赤；凡陰證似陽者，格陽之證也，上熱下寒，故小便清白。但以小便赤白爲據，以此推之，萬不失一。

舍病治藥

嘗遇微疫，醫者誤進白虎湯數劑，續得四肢厥逆，病⑤勢轉劇。更醫，謬指爲陰症，投附子湯病愈。此非治病，實治藥也。

① 少：此據張本，石本作"小"。
② 澀：此據張本，石本作"色"。
③ 係：此據張本，四庫本同，石本誤作"佽"。
④ 詳見傷寒實錄：張本作大字，石本作小字。
⑤ 病：此據張本，石本作"脉"。

雖誤認病原，藥則偶中。醫者之庸，病者之福也。蓋病本不藥自愈之證，因連進白虎寒涼慓悍，抑遏胃氣，以致四肢厥逆，疫邪強伏，故病增劇。今投溫劑，胃氣通行，微邪流散，故愈。若果直中，無陽陰證，誤投白虎，一劑立斃，豈容數劑耶？

舍病治弊

一人感疫，發熱煩渴，思飲冰水。醫者以爲凡病須忌生冷，禁止甚嚴。病者苦索勿與，遂致兩目火迸，咽喉焦燥，不時煙焰上騰，晝夜不寐，目中見鬼無數，病劇苦甚。自謂但得冷飲一滴下咽，雖死無恨。於是乘隙匍匐竊取井水一盆，置之枕傍。飲一盃，目頓清亮；二盃，鬼物潛消；三盃，咽喉聲出；四盃，筋骨舒暢。飲至六盃，不知盞落枕傍，竟而熟睡。俄而大汗如雨，衣被濕透，脫然而愈。蓋因其人瘦而多火，素稟陽臟。始則加之以熱，經絡枯燥；既而邪氣傳表，不能作正汗而解。誤投升散，則病轉劇。今得冷飲，表裏和潤，所謂除弊便是興利，自然汗解宜矣。更有因食、因痰、因寒劑、因虛陷致①疾不愈者，皆當舍病求弊。以此類推，可以應變於無窮矣。

論輕疫誤治每成痼疾

凡客邪皆有輕重之分，惟疫邪感受輕者，人所不識，往往

---

① 因虛陷致：此據張本，石本作"而致虛陷"。

誤治而成痼疾。假令患痢，晝夜無度，水穀不進，人皆知其危痢也。其有感之輕者，晝夜雖①行四五度②，飲食如常，起居如故，人亦知其輕痢，未嘗誤以他病治之者，憑有積滯耳。至如溫疫，感之重者，身熱如火，頭疼身痛，胸腹脹滿，胎刺，譫語，斑黃狂躁，人皆知其危疫也。其有感之淺者，微有頭疼身痛，午後稍有潮熱，飲食不甚減，但食後或覺脹滿，或覺惡心，脉微數，如是之疫，最易誤認。卽醫家素以傷寒、溫疫爲大病，今因證候不顯，多有不覺其爲疫也。且人感疫之際，來而不覺，既感不知，最無憑據。又因所感之氣薄，今發時故現證不甚，雖有頭疼身痛，況飲食不絕，力可徒步，又烏得而知其疫也？病人無處追求，每每妄訴病原；醫家不善審察，未免隨情錯認。有如病前適遇小勞，病人不過以此道其根由。醫家不辨是非，便引東垣勞倦傷脾，元氣下陷，乃執甘溫除大熱之句，隨用補中益氣湯。壅補其邪，轉壅轉熱，轉熱轉瘦，轉瘦轉補，多至危殆。此條戒溫補。○論中之弊，固爲切當，但未擬治法，使人仿而行之，正可惜也。容日三思，以補其闕。

　　或有婦人患此，適逢産後，醫家便認爲陰虛發熱，血虛身③痛，遂投四物湯及地黃丸。泥滯其邪，遷延日久，病邪益固。邀遍女科，無出滋陰養血。屢投不效，復更涼血通瘀，不知原邪仍在，積熱自是不除，日漸尪羸，終成廢瘵。　凡人未免七情勞鬱，醫者不知爲疫，乃引丹溪五火相扇之説，或指爲心火上炎，或指爲肝火衝擊，乃惟類聚寒涼，冀其直折。而反凝泣④

---

①　雖：此據石本，四庫本同，張本作“惟”。
②　度：此據張本，四庫本同，石本脱。
③　身：此據張本，石本作“發”。
④　泣：此據石本，張本作“住”。

其邪,徒傷胃氣,疫邪不去,瘀熱何清? 延至骨立而斃。此條戒寒涼。或向①有宿病淹纏,適逢微疫,未免身痛發熱。醫家病家,同認爲原病加重,仍用前藥加減。有妨於疫,病益加重,至死不覺者。如是種種,難以盡述。聊舉一二,從是②推而廣之,可以應變於無窮矣。此條不究前病。

肢體浮腫

時疫潮熱而渴,舌黃身痛,心下滿悶,腹時痛,脉數,此應下之證也。外有通身及面目浮腫,喘急不已,小便不利,此疫兼水腫。因三焦壅閉,水道不行也。但治在疫,水腫自已,宜小承氣湯。向有單腹脹而後疫者,治在疫。若先年曾患水腫,因疫而發者,治在疫,水腫自愈。　病人通身浮腫,下體益甚,臍凸,陰囊及陰莖腫大色白,小便不利,此水腫也。繼又身大熱,午後益甚,煩渴,心下滿悶,喘急,大便不調,此又加疫也,因下之。下後脹不除,反加腹滿,宜承氣加甘遂二分,弱人量減。蓋先腫脹,續得時疫,此水腫兼疫,大水在表,微疫在裏也,故併治之。此條用承氣後數日,腫更甚者,宜扶元利水爲要。

時疫愈後數日,先自足浮腫,小便不利,腫漸至心腹而喘,此水氣也,宜治在水。　時疫愈後數日,先自足浮腫,小便如常,雖至通身浮腫而不喘,別無所苦,此氣復也。蓋血乃氣之依歸,夫氣先血而生,無所歸依,故暫浮腫。但靜養,節飲食,

---

①　向:此據張本,石本作"尚"。
②　從是:此據張本,石本無。

不藥自愈。　時疫身體①羸弱，言不足以聽，氣不足以息，得下證，少與承氣。下證稍減，更與之，眩暈欲死，蓋不勝其攻②也。絕穀期月，稍補則心腹滿悶。攻不可，補不可，守之則元氣不鼓，餘邪沉匿膜原，日惟水飲而已。以後心腹忽加腫滿煩冤者，向來沉匿之邪，方悉分傳於表裏也，宜承氣養營湯，一服病已。設表腫未除，宜微汗之，自愈。　時疫得裏證失下，以致面目浮腫及肢體微腫，小便自利，此表裏氣滯，非兼水腫也，宜承氣下之。裏氣一疏，表氣亦順，浮腫頓除。或見絕穀期月，指爲脾虛發腫，誤補必劇。妊娠更多此證，治法同前，皆得③子母俱安。但當少與，慎毋④過劑。共七法。

服寒劑反熱

陽氣通行，溫養百骸；陽氣壅閉，鬱而爲熱。且夫人身之火，無處不有，無時不在，但喜通達耳。不論臟腑經絡，表裏上下，血分氣分，一有所阻，即便發熱，是知百病發熱，皆由於壅鬱。然火鬱而又根於氣，氣常⑤靈而火不靈，火不能自運，賴氣爲之運。所以，氣升火亦升，氣降火亦降，氣行火亦行。氣若阻滯，而火屈曲，惟是屈曲，熱斯發矣，是氣爲火之舟楫也。今

---

① 體：此據石本，張本作“賦”。
② 攻：此據張本，石本作“久”。
③ 皆得：此據張本，石本作“則”。
④ 毋：此據張本，石本作“無”。
⑤ 常：此據石本，張本作“嘗”。

疫邪透出於募原，氣爲之阻，時欲到胃，是求伸而未能遽進①也。今投寒劑，抑遏胃氣，氣益不伸，火更屈曲，所以反熱也。往往服芩、連、知、柏之類，病人自覺反熱。其間偶有靈變者，但言我非黃連證，亦不知其何故也。切謂醫家終以寒涼清熱，熱不能清，竟置弗疑，服之反熱，全然不悟，雖至白首，終不究心。悲夫！論中云：氣因火升，氣因火降，固矣！亦有氣因火鬱，亦有火熾氣塞。此乃討論寒包火旺之誤。

知　一

邪之着人，如飲酒然。凡人醉酒，脉必洪而數，氣高身熱，面目俱赤，乃其常也。及言其變，各有不同。有醉後安言妄動，醒後全然不知者；有雖沉醉而神思終不亂者；醉後應面赤而反刮白者，應痿弱而反剛強者，應壯熱而反惡寒戰慄者；有易醉而易醒者，有難醉而難醒者；有發呵②欠及嚏噴者，有頭眩眼花及頭痛者。因其氣血虛實之不同，臟腑禀賦之有③異，更兼過飲少飲之別。考其情狀，各自不同，至論醉酒一也。及醒，一任④諸態如失。

凡人受邪，始則晝夜發熱，日晡益甚，頭疼身痛，舌上白胎，漸加煩渴，乃眾人之常也。及言其變，各自不同者。或嘔，或吐，或咽喉乾燥，或痰涎湧甚。或純純發熱；或發熱而兼凛

---

①　進：此據張本，石本作"達"。
②　呵：此據張本，石本誤作"呼"。
③　有：此據張本，石本作"各"。
④　任：此據張本，石本作"時"。

凛;或先凛凛而後發熱;或先惡寒而後發熱;或先一日惡寒而後發熱,以後卽純純發熱;或先惡寒而後發熱,以後漸漸寒少而熱多,以至純熱者;或畫夜發熱者;或午後①潮熱,餘時熱稍緩者。有從外解者:或戰汗,或狂汗、自汗、盜汗,或發斑。有潛消者。有從內傳者:或胸膈痞悶,或心腹脹滿,或心痛腹痛,或胸脇痛,或大便不通,或前後隆閉,或協熱下利,或熱結旁流。有黃胎、黑胎者,有口燥舌裂者,有舌生芒刺、舌色紫赤者。有鼻孔如煙煤之黑者,有發黃及蓄血、吐血、衄②血、大小便血、汗血、嗽血、齒衄者③,有發頤疙瘩瘡者。有首尾能食者,有絕穀一兩月者。有無故最善反復者。有愈後漸加飲食如舊者,有愈後飲食勝常二三倍者,有愈後退爪脫髮者。至論惡證,口噤不能張,昏迷不識人,足屈不能伸,唇口不住牽動,手足不住振戰,直視、上視、圓睜、目瞑、口張、聲啞、舌強、遺尿遺糞,項強發痙,手足俱痙,筋惕肉瞤,循衣摸牀,撮空理綫等證。種種不同,因其氣血虛實之不同,臟腑稟賦之有異,更兼感重感輕之別。考其證候,各自不同,至論受邪則一也。及邪盡,一任諸症如失。所謂知其一萬事畢,知其要者一言而終,不知其要者流散無窮,此之謂也。疫癘着人,其原則一,其變不同,治法各異。

以上只舉一氣,因人而變。至有歲氣稍有不同者,有其年衆人皆從自汗而解者,更有其年衆人皆從戰汗而解者,此又因氣而變。餘證大同小異,皆疫氣也。至又雜氣爲病,一氣自成一病，每病各又因人而變。統而言之，其變不可勝言矣，醫者能通其變，方爲盡善。

四損不可正治

凡人大勞、大欲，及大病、久病後，氣血兩虛，陰陽並竭，名爲四損。當此之際，忽又加疫，邪氣雖輕，並爲難治。以正氣先虧，邪氣自陷。故諺有云："傷寒偏死下虛人。"正謂此也。

蓋①正氣不勝者，氣不足以息，言不足以聽，或欲言而不能。感邪雖重，反②無脹滿痞塞之證。誤用承氣，不劇卽死。以正氣愈損，邪氣愈伏也。

若真血不足者，面色萎黃，唇口刮③白，或因吐血崩漏，或因產後亡血過多，或因腸風④臟毒所致。感邪雖重，面目反無陽色。誤用承氣速死，以營血愈消，邪氣益加沉匿也。

若真陽不足者，或四肢厥逆，或下利清穀，肌體惡寒，恒多泄瀉，至夜益甚，或口⑤鼻冷氣。感邪雖重，反無發熱、燥渴、胎刺等症。誤用承氣，陽氣愈消，陰凝不化，邪氣留而不行。輕則漸加萎頓，重則下咽立斃。

若真陰不足者，自然五液乾枯，肌膚甲錯。感邪雖重，應汗無汗，應厥不厥。誤用承氣，病益加重。以津液枯涸，邪氣

① 蓋：張本、石本同，四庫本作"若"。
② 重反：此據石本，張本爲二字闕，補寫"深尚"二字。
③ 刮：此據石本，張本作"括"。
④ 風：此據張本，石本作"氣"。
⑤ 口：此據石本，張本脫。

澀滯，無能輸泄也。凡遇此等，不可以常法正治，當從其損而調之。調之不愈者，稍以常法治之。治之不及者，損之至也。是故一損二損，輕者或可挽回，重者治之無益。乃至三損四損，雖盧、扁亦①無所施矣。更以老少參之：少年遇損，或可調治；老年遇損，多見治之不及者。以枯魄獨存，化源已絕，不復滋生也。

勞復食復自復

疫邪已退，脉證俱平，但元氣未復。或因梳洗沐浴，或因多言妄動，遂致發熱，前證復起，惟脉不沉實爲辨，此爲勞復。蓋氣爲火之舟楫，今則真氣方長，勞而復折。真氣既虧，火亦不前。如人欲濟，舟楫已壞，其可渡乎？是火也，某經氣陷，則火隨陷於某經。陷於經絡則爲表熱；陷於臟腑則爲裏熱。虛甚熱甚，虛微熱微。治法：輕則靜養可復，重則大補氣血。候真氣一回，血脉融和，表裏通暢，所陷之火，隨氣輸泄，自然熱退，而前證自除矣。若誤用承氣及寒涼剝削之劑，變證蜂起，卒至殞命。宜服安神養血湯②。

若因飲食所傷者，或吞酸作噯，或心腹③滿悶而加熱者，此名食復。輕則損穀自愈，重則消導方愈。

若無故自復者，以伏邪未盡，此名自復。當問前得某證，

---

①　亦：此據石本，張本作“而”。
②　宜服安神養血湯：此據石本，張本無此七字，亦無此方。石本置安神養血湯於本條後，今亦據補，不另注。
③　腹：此據石本，張本作“胸”。

所發亦某證,少①與前藥,以徹其餘邪,自然獲愈。

安神養血湯

　　茯神　棗仁　當歸　遠志　桔梗　芍藥　地黃　陳皮
甘草
　　加圓眼肉,水煎服。

感冒兼疫

　　疫邪伏而未發,因感冒風寒,觸動疫邪,相繼而發也。既
有感冒之因由,復有風寒之脉證,先投發散,一汗而解。一二
日續得頭疼身痛,潮熱煩渴,不惡寒,此風寒去,疫邪發也,以
疫法治之。此條太多,往往皆以感冒終始治,惜哉。

瘧疫兼證

　　瘧疾二三發,或七八發後,忽然晝夜發熱而②渴,不惡寒,
舌生胎刺,心腹痞滿,飲食不進,下證漸具。此溫疫著,瘧疾隱
也,以疫法治之。先瘧後疫。
　　溫疫晝夜純熱,心腹痞滿,飲食不進,下後脉靜身涼,或間

―――――――――――――――

①　少:此據張本,石本作"稍"。
②　而:此據張本,石本作"煩"。

日,或每日,時惡寒而後發熱如期者,此溫疫解,瘧邪未盡也,以瘧法治之。<small>先疫後瘧。</small>

溫　瘧

凡瘧者,寒熱如期而發,餘時脉靜身涼,此常瘧也,以瘧法治之。設傳胃者,必現裏證,名爲溫瘧。以疫法治者生,以瘧法治者死。裏證者,爲①下證也。下後裏證除,寒熱獨存者,是溫疫減,瘧證在也。瘧邪未去者,宜疏;邪去而瘧勢在者,宜截;勢在而挾虛者,宜補。疏以清脾飲,截以不二飲,補以四君子。方見瘧門,仍恐雜亂,此不附載。<small>瘧發不定時,兼外感狀,亦即溫瘧也。</small>

疫痢兼證②

下痢膿血,更加發熱而渴,心腹痞滿,嘔而不食,此疫痢兼證,最爲危急。夫疫者,胃家事也。蓋疫邪傳胃,十常八九。既傳入胃,必從下解。疫邪不能自出,必藉大腸之氣傳送而下,而疫方愈。夫痢者,大腸內事也。大腸既病,失其傳送之職,故正糞不行,純乎下痢膿血而已。所以向來穀食停積在胃,直須大腸邪氣將退,胃氣通行,正糞自此而下。今大腸失職,正糞尚自不行,又何能與胃載毒而出? 毒既不前,羈留在胃,最能敗壞真

---

① 爲:此據張本,石本無。

② 疫痢兼證:此條張本、石本均入正文。四庫本置於"補遺"篇中。

氣。在胃一日有一日之害，一時有一時之害，耗氣搏血，神脫氣盡而死。凡遇疫痢兼證者，在痢尤爲喫①緊。疫痢俱急者，宜檳芍順氣湯，誠爲一舉兩得。若疫痢證，其檳榔可倍加矣。

檳芍順氣湯　專治下痢頻數，裏急後重，兼舌胎黃，得疫之裏證者。

檳榔　芍藥　枳實　厚朴　大黃
生薑煎服。

婦人時疫

婦人傷寒時疫，與男子無二，惟經水適斷適來，及崩漏産後，與男子稍有不同。夫經水之來，乃諸經血滿，歸注於血室，下泄爲月水。血室者，一名血海，卽衝任脉也，爲諸經之總任。經水適來，疫邪不入於胃，乘勢入於血室，故夜發熱譫語。蓋衛氣晝行於陽，不與陰爭，故晝則明瞭；夜行於陰，與邪相搏，故夜則發熱譫語。至夜止發熱而不譫語者，亦爲熱入血室，因有輕重之分，不必拘於譫語也。《經》曰：無犯胃氣及上二焦，必自愈。胸膈併胃無邪，勿以譫語爲胃實而妄攻之，但熱隨血下，故自愈。若有如結胸狀者，血因邪結也，當刺期門以通其結。《活人》②以柴胡湯治之，不若刺者功捷。

---

① 喫：此據石本，張本作“乞”。
② 活人：此據張本，石本作“治之”，文義以張本爲長，故據之。

經水適斷，血室空虛，其邪乘虛傳入，邪勝正虧，經氣不振，不能鼓散其邪，爲難治。且不從血泄，邪氣何由卽解？與適來之義，有血虛、血實之分，宜柴胡養營湯。新產後亡血過多，衝任空虛，與夫素善崩漏，經氣久虛，皆能受邪，與經水適斷同法。

小兒時疫①

凡小兒感冒風寒瘧痢等證，人所易知。一染時疫，人所難窺。所以耽誤者良多，何也？蓋由幼科專於痘疹、吐瀉、驚疳，併諸雜證，在傷寒、時疫甚略之，一也。古人稱幼科爲啞科，蓋不能盡罄所苦以告師，師又安能悉乎問切之義？所以但知其身熱，不知其頭疼身痛也。但知不思乳食、心胸膨脹，疑其內傷乳食，安知其疫邪傳胃也？但見嘔吐惡心、口渴下利，以小兒吐瀉爲常②事，又安知其協熱下痢也？凡此，何暇致思爲時疫？二也。小兒神氣嬌怯，筋骨柔脆，一染時疫，延挨③失治，卽便兩目上弔，不時驚搐，肢體發痙，十指鈎曲，甚則角弓反張，必延幼科，正合渠平日學習見聞之證，是多誤認爲慢驚風。遂投抱龍丸、安神丸，竭盡驚風之劑，轉治轉劇。因見不啼不語，又將神門、眉心亂灸。艾火雖微，內攻甚急，兩陽相搏，如火加油，紅爐添炭，死者不可勝記，深爲痛憫④。今凡遇疫毒流行，大人可染，小兒豈獨不可染耶？但所受之邪則一，因其氣

---

① 小兒時疫：此據張本，四庫本同。石本此條在“妊娠時疫”之後。
② 常：此據石本，張本作“嘗”。
③ 挨：此據石本，張本作“捱”。此乃同“挨”，故取石本。
④ 憫：此據石本，張本作“恨”。“愍”通“憫”，故取石本。

血筋骨柔脆，故所現之證爲異耳。務宜求邪以治，故用藥與大人仿佛。凡五六歲以上者，藥當減半。二三歲往來者，四分之一可也。又腸胃柔脆，少有差誤，爲禍更速，臨證尤宜加慎。

小兒太極丸①

天竺黃五錢　　膽星五錢　　大黃三錢　　麝香三分　　冰片三分
姜蠶②三錢

右爲細末，端午日午時修合，糯米飯杵爲丸如芡實大，硃砂爲衣。凡遇疫症，薑湯化下一丸，神效。

妊娠時疫

孕婦時疫，設應用三承氣湯，須隨證施治，切不可過慮，慎毋惑於參、尤安胎之説。病家見用承氣，先自驚疑，或更左右嘈雜，必致醫家掣肘，爲子母大不祥。若應下之證，反用補劑，邪火壅鬱，熱毒愈熾，胎愈不安，耗氣搏血③，胞胎何賴？是以古人有懸鐘之喻，梁腐而鐘未有不落者。唯用承氣，逐去其邪，火毒消散，炎熇頓爲清涼，氣回而胎自固。當此證候，反見大黃爲安胎之聖藥，歷治歷當，子母俱安。若腹痛如錐，腰痛如折，此將④墮欲墮之候，服藥亦無及矣。雖投承氣，但可愈疾

---

① 小兒太極丸：此方凡六十七字據石本，劉本同。張本脱。
② 姜蠶：蠶於宋元時期卽有薑製法，故此處保留原字，不改爲“僵蠶”。
③ 耗氣搏血：此據張本，石本作“轉氣傳血”。
④ 將：此據張本，石本作“時未”。

而全母。昧者以爲胎墮，必反咎於醫也。

或詰余曰：孕婦而投承氣，設邪未逐，先損其胎，當如之何？余曰：結糞瘀熱，腸胃間事也。胎附於脊，腸胃之外，子宮内事也。藥先到胃，瘀熱纔通，胎氣便得舒養，是以興利除害於頃刻之間，何慮之有？但毒藥治病，衰去七八，餘邪自愈，慎勿過劑耳。

凡妊①娠時疫，萬一②有四損者，不可正治，當從其損而調之。産後同法。非其損而誤補，必死。四損詳見前“應補諸證”條後。

主客交

凡人向有他病尫羸，或久瘧，或内傷瘀血，或吐血、便血、咳血，男子遺精白濁、精氣枯涸，女人崩漏帶下、血枯經閉之類，以致肌肉消爍，邪火獨存，故脉近於數也。此際稍感疫氣，醫家病家，見其穀食暴絶，更加胸膈痞悶，身疼發熱、徹夜不寐，指爲原病加重。誤以絶穀爲脾虛，以身痛爲血虛，以不寐爲神虛，遂投參、尤、歸、地、茯神、棗仁之類，愈進愈危。知者稍以疫法治之，發熱減半，不時得睡③，穀食稍進，但數脉不去，肢體時疼，胸脇錐痛，過期不愈。醫以雜藥頻試：補之則邪火愈熾，瀉之則損脾壞胃；滋之則膠邪愈固，散之則經絡④益虛；疏之則精氣愈耗，守之則日削⑤近死。蓋但知其伏邪已潰，表

---

① 妊：此據張本，石本作“孕”。
② 一：此據石本，張本脱。
③ 睡：此據張本，石本作“醒”。
④ 經絡：此據石本，張本作“徒汗”。
⑤ 削：此據張本，石本作“消”。

裏分傳,裏證雖除,不知正氣衰微,不能托出表邪,留而不去,因與血脉合而爲一,結爲痼疾也。肢體時疼者,邪與榮氣搏也;脉數身熱不去者,邪火並鬱也;脇下錐痛者,火邪結於膜膈也。過期不愈者,凡疫邪交卸,近在一七,遠在二七,甚至三七。過此不愈者,因非其治,不爲壞證,即爲痼疾也。夫痼疾者,所謂客邪膠固於血脉,主客交渾,最難得解,且愈久益固。治法當乘其大肉未消、真元未敗,急用三甲散,多有得生者。更附加減法,隨其素而調之。

三甲散

鱉甲　龜甲並用酥炙黃,爲末,各一錢。如無酥,各以醋炙代之。穿山甲土炒黃,爲末,五分。　蟬蛻洗淨炙乾,五分。　姜蠶白硬者,切斷,生用,五分。　牡蠣煅,爲末,五分。咽燥者①酌用。䗪蟲三個,乾者擘碎,鮮者搗爛,和酒少許,取汁入湯藥同服,其渣入諸藥同煎。　白芍藥酒炒,七分。　當歸五分。　甘草三分。

水二鍾,煎八分,濾清②溫服。　若素有老瘧或瘋瘧者,加牛膝一錢,何首烏一錢。胃弱欲作瀉者,宜用③九蒸九曬。若素有鬱痰者,加貝母一錢;有老痰者,加瓜蔞霜五分,善嘔者勿用。　若咽乾作癢者,加花粉、知母各五分。　若素有燥嗽④者,加杏仁搗爛,一錢五分。　若素有內傷瘀血者,倍䗪蟲。如無䗪蟲,以乾漆炒煙盡爲度,爲末五分,及桃仁搗爛一

---

① 咽燥者:此據張本。"咽",石本作"煙",又"者"下有"斟"字。
② 濾清:此據張本,石本作"瀝渣"。
③ 用:此據張本,石本無。
④ 素有燥嗽:此據張本,石本作"素燥咳"。

錢,代之。　服後病減六七,餘①勿服,當盡調理法。

調理法

　　凡人胃氣強盛,可饑可飽。若久病之後,胃氣薄弱,最難調理。蓋胃體如竃,胃氣如火,穀食如薪。合水穀之精微,升散爲血脉者如焰,其糟粕下轉爲糞者如爐。是以竃大則薪多火盛,薪斷而餘焰猶存。雖薪後②續而火亦燃。若些小鐺鍋,正宜薪數莖,稍多則壅滅,稍斷則火絶。死灰而求復燃,不亦難乎? 若夫大病之後,客③邪新去,胃口方開,幾微之氣,所以多與、早與、遲與皆不可也。宜先與粥飲,次糊飲,次糜粥,次軟飯④,尤當循序漸進。毋先其時,毋後其時⑤。當設爐火,晝夜勿令斷絶,以備不時之用。思穀卽與,稍緩則胃饑如剡⑥,再緩則胃氣傷,反不思食矣。旣不思食,若照前與之,雖食而弗⑦化,弗化則傷之又傷。不爲食復者,當如初進法。若更多與及粘硬之物,胃氣壅甚,必脹滿難支。若氣絶穀存,乃致反復顛倒,形神俱脱而死矣。

---

① 六七餘:此據張本,石本作“半”。
② 後:此據張本,石本作“從”。
③ 客:石本此字前有“蓋”字。
④ 軟飯:此據張本,石本作“要飲”,當爲“耎飯”之形誤。
⑤ 毋先其時毋後其時:此據張本,石本作“毋先後其時”。
⑥ 剡:此據張本。剡,灼也。《論衡·雷虛》:“夫雷,火也。氣剡人,人不得無迹。”石本作“炘”(xiāo),同炘,義爲乾、暴、熱。當爲“剡”之訛。四庫本徑作“灼”。
⑦ 弗:此據張本,石本作“勿”。

統論疫有九傳治法

夫疫之傳有九,然亦不出乎表裏之間而已矣。所謂九傳者,病人各得其一,非謂一病而有九傳也。蓋溫疫之來,邪自口鼻而入,感於膜原,伏而未發者不知不覺。已發之後,漸加發熱,脉洪而數,此眾人相同,宜達原飲疏之。繼而邪氣一離膜原,察其傳變,眾人不同者,以其表裏各異耳。有但表而不裏者,有但裏而不表者,有表而再表者,有裏而再裏者,有表裏分傳者,有表裏分傳而再分傳者,有表勝於裏者,有裏勝於表者,有先表而後裏者,有先裏而後表者。凡此九傳,其去病一也。醫者不知九傳之法,不知邪之所在,如盲者之不任杖,聾者之聽宮商,無音可求,無路可適,未免當汗不汗、當下不下。或顛倒誤用,或尋枝摘葉,但治其證,不治其邪,同歸於誤一也。

所言但表而不裏者,其證頭疼身痛,發熱而復凛凛,內無胸滿腹脹等證,穀①食不絕,不煩不渴。此邪氣外傳,由肌表而出。或自斑消,或從汗解。斑者,有斑疹、桃花斑、紫云斑;汗者,有自汗、盜汗、狂汗、戰汗之異。此病氣之使然,不必較論,但求得斑、得汗爲愈疾耳。凡自外傳者爲順,勿藥亦能自愈。間有汗出不徹②而熱不退者,宜白虎湯;斑出不透而熱不退者,宜舉斑湯。有斑汗並行而愈者。若斑出不透,汗出不徹而熱不除者,宜白虎合舉斑湯。

---

① 穀:原作"谷",古爲"穀"之俗寫,改爲繁體正字。後同此者,徑改。
② 徹:此據石本,張本作"轍",描改作"徹"。

　　間有表而再表者，所發未盡，膜原尚①有隱伏之邪，或二三日後、四五日後，依前發熱，脉洪而數。及其解也，斑者仍斑，汗者仍汗而愈。未愈者，仍如前法治之，然亦稀有。至於三表者，更稀②有也。

　　若但裏而不表者，外無頭疼身痛，而後亦無三斑四汗，惟胸膈痞悶，欲吐不吐，雖得少吐而不快，此邪傳裏之上者，宜瓜蒂散吐之。邪從吐③減，邪盡病已。邪傳裏之中下者，心腹脹滿，不嘔不吐，或燥結便閉，或熱結旁流，或協熱下利，或大腸膠閉，並宜承氣輩。導去其邪，邪減病減，邪盡病已。上中下皆病者，不可吐，吐之爲逆，但宜承氣導之。則在上之邪順流而下，嘔吐立止，脹滿漸除。

　　有裏而再裏者，愈後二三日，或四五日，依前之證復發，在上者仍吐之，在下者仍下之。再裏者常事，甚有三裏者，稀有也。雖有上中下之分，皆爲裏證。

　　若表裏分傳者，始則邪氣伏於膜原。膜原者，卽半表半裏也。此傳法，以邪氣平分。半入於裏，則現裏證；半出於表，則現表證。此疫家之常事。然表裏俱病，內外壅閉，既不得汗，而復不得下，此不可汗。強求其汗，必不可得。宜承氣先通其裏，裏邪先去，邪去則裏氣通，中氣方④能達表。向者鬱於肌肉之邪，乘勢盡發於肌表矣。或斑或汗，蓋隨其性而升泄之也，諸證悉去。既無表裏證而熱不退者，膜原尚有已發之邪未盡也，宜三消飲調之。

―――――――

①　尚：此據張本，四庫本同。石本作“而”。
②　稀：此據張本，石本作“希”。
③　吐：此據張本，石本作“其”。
④　方：此據張本，石本誤作“不”。

若表裏分傳而再分傳者，照前表裏俱病，宜三消飲。復下復汗，如前而愈，此亦常事。至有三發者，亦稀有也。

若表勝於裏者，膜原伏邪發時，傳表之邪多，傳裏之邪少，何以治之？表證多而裏證少，當治其表，裏證兼之；若裏證多而表證少者，但治其裏，表證自愈。

若先表而後裏者，始則但有表證而無裏證，宜達原飲。有經證者，當用①三陽加法。經證不顯，但發熱者，不用加法。繼而脉洪大而數，自汗而渴，邪離膜原，未能出表耳，宜白虎湯辛涼解散，邪從汗解，脉靜身涼而愈。愈後二三日後，或四五日後，依前發熱，宜達原飲。至後反加胸滿腹脹，不思穀食，煩渴，舌生②胎刺等證，加大黄微利之。久而不去，在上者，宜瓜蒂散吐之；在中下者③，宜承氣湯導之。

若先裏而後表者，始則發熱，漸加④裏證。下之裏證除，二三日內復發熱，反加頭疼身痛脉浮者，宜白虎湯。若下後熱減不甚，三四日後，精神不慧，脉浮者，宜白虎湯汗之。服湯復⑤不得汗者，因精液枯竭也，加人參，覆杯⑥則汗解。此近表裏分傳之證，不在此例。

若大下復⑦大汗後，表裏之證悉去，繼而一身盡痛，身如被

---

① 用：此據石本，張本作“有”。
② 生：此據張本，石本作“上”。
③ 在中下者：此據張本，石本作“如在下者”。
④ 加：此據石本，張本作“如”。
⑤ 復：此據張本，石本作“後”。
⑥ 杯：此據張本，石本作“臥”。
⑦ 復：此據張本，石本作“後”。

杖,甚則不可轉①側,脉遲細者,此汗出太過,陽氣不周②,骨寒而痛,非表證也。此不必治,二三日內陽氣自回③,身痛自愈。

凡疫邪再表再裏,或再表裏分傳者,醫家不解,反責病家不善調理,以致反復。病家不解,每責醫家用藥有誤,致病復起。彼此歸咎,胥失之矣!殊不知病勢之所當然,蓋氣性如此。一者不可爲二,二者不可爲一,絕非醫家病家之過也。但得病者,向賴精神完固,雖再三反復,隨復隨治,隨治隨愈。

間有延挨失治,或治之不得其法,日久不除,精神耗竭。嗣後更醫,投藥固當,現在之邪拔去,因而得效。殊不知膜原尚有伏邪,在一二日內,前證復起,反加循衣摸牀,神思昏憒,目中不了了等證。且脉氣④漸萎,大凶之兆也。譬如行人,日間趲行,未晚投宿,何等從容。今則日間遺道,日暮途長,急無⑤及矣。病家不咎於前醫耽誤時日,反咎於後醫既生之而又殺之,良可歎也!當此之際,攻之則元氣幾微,是求速死;補之則邪火愈⑥熾,精氣愈爍⑦;守之則正不勝邪,必無生理。三路俱亡,雖有盧、扁之技,亦無所施也矣⑧。

　　　　　　　　　溫疫論卷下終

---

① 轉:此據張本,石本作"反"。
② 脉遲細……陽氣不周:此十三字據張本,石本作"周身"。
③ 此不必……自回:此十二字據張本,四庫本同,石本脫。
④ 氣:此據張本,石本作"起",當誤。
⑤ 無:此據張本,石本作"難"。
⑥ 愈:此據張本,石本作"益"。
⑦ 愈爍:此據張本,石本作"枯燥"。
⑧ 三路俱亡……無所施也矣:此十六字據張本,四庫本同,石本脫。

溫疫論正誤[①]

具區　吳有性(又可)甫著

嘉善　張以增(容旂)較閱

正　名

《傷寒論》曰：發熱而渴，不惡寒者爲溫病。後人省"氵"加"疒"爲"瘟"，卽"溫"也。如病證之"證"，後人省文作"証"，嗣後省"言"加"疒"爲"症"。又如滯下，古人爲下利膿血。蓋以瀉爲下利，後人加"疒"爲"痢"。要之，古無"瘟"、"痢"、"症"三字，皆後人之自爲變易耳。不可因易其文，以溫、瘟爲兩病，各指受病之原。乃指冬之伏寒，至春、至夏發爲溫熱。又以非節之暖爲溫疫。果爾，又當異證異脉。不然，臨治之際，何以知

---

①　溫疫論正誤：此據張本，石本此下內容均在正文中，醒本、四庫本此前有"瘟疫論補遺"一目。醒本"瘟疫論補遺"下有安神養血湯、疫痢兼證、小兒太極丸三則，脱"正名、傷寒例正誤、諸家瘟疫正誤"；四庫本"瘟疫論補遺"下有安神養血湯、疫痢兼證、小兒太極丸、正名、傷寒例正誤、諸家瘟疫正誤六則。今據張本，僅錄"正名、傷寒例正誤、諸家溫疫正誤"。

受病之原不同也？設使脉證不同，病原各異①，又當另立方論治法。然則脉證治法，又何立哉？所謂枝節愈繁而意愈亂，學者未免有多歧②之惑矣。夫溫者，熱之始；熱者，溫之終。溫熱首尾一體，故又爲熱病，卽溫病也。又名疫者，以其延門合户，如徭役之役，衆人均等之謂也。今省文作"殳"，加"广"爲"疫"。又爲時疫、時氣者，因其感時行戾氣所發也。因其惡厲，又爲之疫厲。終有得汗而解，故燕、冀名爲汗病。此外，又有風溫、濕溫，卽溫病挾外感之兼證。名各不同，究其病則一。然近世稱疫者衆，書以溫疫者，弗遺其古③也。後④以"傷寒例"及諸家所議，凡有關於溫疫，其中多有差⑤誤者，仍恐致惑於來學，悉采以正焉。

傷寒例正誤

《陰陽大論》云：春氣溫和，夏氣暑熱，秋氣清涼，冬氣冷冽，此則四時正氣之序也。　冬時嚴寒，萬類深藏，君子固密，則不傷於寒。觸冒之者，乃名傷寒耳。　其傷於四時之氣，皆能爲病。以傷寒爲毒者，以其最成殺厲之氣也。　中而卽病者，名曰傷寒。不卽病者，寒毒藏於肌膚，至春變爲溫病，至夏變爲暑病。暑者，極重於溫也。

---

① 脉證不同病原各異：此八字據張本，石本作"脉病不同症原各異"。
② 歧：原作"岐"，通"歧"，據改。
③ 古：此據張本，石本作"言"。
④ 後：此據石本，張本作"復"。
⑤ 差：此據張本，石本作"若"。

成①注:《內經》曰:先夏至爲溫病,後夏至爲暑病。溫暑之病,本於傷寒而得之。

正誤　按:十二經絡,與夫奇經八脉,無非營衛氣血,週布一身而營養百骸。是以天真元氣,無往不在,不在則麻木不仁;造化之機,無刻不運,不運則顛倒仆絕。然風寒暑濕之邪,與吾身之營衛,勢不兩立。一有所干,疾苦作矣。苟或不除,不危即斃。上文所言冬時嚴寒所傷,中而即病者爲傷寒,不即病者,至春變爲溫病,至夏變爲暑病。然風寒所傷,輕則感冒,重則傷寒。即感冒一證,風寒所傷之最輕者,尚爾頭疼身痛,四肢拘急,鼻塞聲重,痰嗽喘急,惡寒發熱,當即爲病,不能容隱。今冬時嚴寒所傷,非細事也,反能藏伏過時而發者耶?　更問:何等中而即病?何等中而不即病?何等中而即病者?頭痛如破,身痛如杖,惡寒項強,發熱如炙,或喘或嘔,其則發痓,六脉疾數,煩燥不寧。至後傳變,不可勝言,倉卒失治,乃致傷生。何等中而不即病者?感則一毫不覺,既而延至春夏。當其已中之後,未發之前,飲食起居如常,神色聲氣,纖毫不異,其已發之證,勢不減於傷寒。況風寒所傷,未有不由肌表而入,所傷皆同營衛,所感均係風寒。一者何其懵懵?中而不覺,藏而不知;一者何其靈異?感而即發,發而狠屬②。同源而異流,天壤③之隔,豈無說耶?既無其說,則知溫熱之原,非風寒所中矣。　且言寒毒藏於

---

①　成:即金代醫家成無己。較早爲漢代張仲景《傷寒論》作注,有《注解傷寒論》存世。

②　狠屬:此據張本,石本作"根屬",後者應是刊刻之誤。

③　異流天壤:此據石本,張本四字漫漶。

肌膚之間，肌爲肌表，膚爲皮之淺者，其間一毫一竅，無非
營衛經行所攝之地。卽感冒些小風寒，尚不能稽留，當卽
爲病。何況受嚴寒殺厲之氣，且感於皮膚最淺之處，反能
容隱者耶？以此推之，必無是事矣。　　凡治客邪，大法要
在表裏分明。所謂未入於腑者，邪在經也，可汗而已；旣
入於腑者，邪在裏也，可下而已。果係寒毒藏於肌膚，雖
過時而發，邪氣猶然在表，治法不無發散，邪從汗解。
後世治溫熱病者，若執肌膚在表之邪，必①投發散，是非徒
無益，而又害之矣！

　　凡病先有病因②，方有病證。因證相參，然③後始有
病名；稽之以脉，而後可以言治。假令傷寒、中暑，各以病
邪而立名。今熱病以病證而立名，上文所言暑病，反不若
言熱病者，尚可模糊。若以暑病爲名，暑爲病邪，非感盛
夏之暑，不可以言暑病。若言暑病，乃是香薷飲之證，彼
此豈可相混？

　　凡客病感邪之重則病甚，其熱亦甚；感邪之輕則病
輕，其熱亦微。熱之微甚，存乎感邪之輕重也。二三月及
八九月，其時亦有病重，大熱不止，失治而死者。五六月
亦有病輕熱微，不藥而愈者。凡溫病四時皆有，但仲夏感
者多，春秋次之，冬時又次之。但可以時令分病之多寡，
不可以時令分熱之輕重也。

---

①　必：此據張本，石本作“一”。
②　凡病先有病因：此下至“不可以時令分熱之輕重也”，凡兩段，張本均
作低一格處理，爲“正誤”之文。石本、四庫本均頂格排，似作爲《傷寒例》之文。
今考《傷寒例》無此文，證之以本節內容，當以張本爲正。
③　然：此據張本，石本誤作“熱”。

是以辛苦之人，春夏多溫熱病者，皆由冬時觸寒所致，非時行之氣也。凡時行者，春應暖而反大寒，夏應大熱而反大涼，秋時應涼而反大熱，冬時應寒而反大溫。此非其時有其氣，是以一歲之中，長幼之病多相似者，此則時行之氣也。然氣候亦有應至而不至，或有至而太過者，或未應至而至者，此成病氣也。

正誤 春溫、夏熱、秋涼、冬寒乃四時之常①，因風雨陰晴，稍爲損益。假令春應暖而反多寒者，其時必多雨；秋應涼而熱不去者，此際必多晴。夫陰晴旱潦之不測，寒暑損益安可以爲拘？此天地四時之常事，未必爲疫。夫疫者，感天地之戾氣也。戾氣者，非寒、非暑，非暖、非涼，亦非四時交錯之氣，乃天地別有一種戾氣。多見於兵凶②之歲，間歲亦有之，但不甚耳。上文所言"長幼之病多相似"者，此則爲時行之氣。雖不言疫，疫之意寓是矣。蓋緣不知戾氣爲疫，然又知非寒暑之氣，應時而感，卽得以四時③交錯之氣而爲疫。殊不知四時之氣，雖損益於其間，及其所感之病，終不離其本源。假令正二月應暖，偶多④風雨交集，天氣不能溫暖而多春寒。所感之病，輕則爲感冒，重則爲傷寒。原從感冒、傷寒法治之。但春寒之氣，終不若冬時嚴寒殺屬之氣爲重，投劑不無有輕重之分，此卽應至而不至，至而不去二事也。 又如八九月，適多風雨，偶有暴寒之氣先至，所感之病，大約與春寒仿

① 常：此據石本，張本作"嘗"。
② 凶：此據張本，石本作"荒"。
③ 疫然又知……四時：此十八字據張本，石本脫。
④ 多：此據張本，石本作"因"。

佛。深秋之寒,終不若冬時殺屬之氣爲重,此卽未應至而至。　卽冬時嚴寒倍常,是爲至而太過,所感亦不過卽病之傷寒耳。假令夏時多風雨,炎威少息,爲至而不及;時多亢旱,鑠石流金,爲至而太過。太過則病甚,不及則病微,至於傷暑一也。其病與四時正氣之序何異耶?治法無出於香薷飲而已。

其冬時有非節之暖,名曰冬溫。

正誤　此卽未應至而至也。　按:冬傷於寒,至春變爲溫病。今又以冬時非節之暖爲冬溫。一感於冬寒,一感於冬溫,一病名而兩原①,寒溫懸絶,然則脉證治法又何似耶?

夫四氣乃二氣之離合也,二氣卽一氣之升降也。升極則降,降極則升。升降之極,爲陰陽離。離則亢,亢氣致病。亢氣者,冬之大寒,夏之大暑也。將升不升,將降不降,爲陰陽合。合則氣和,氣和則不致病。和氣者,卽春之溫暖,秋之清涼也。是以陰極而陽氣來和,爲溫暖;陽極而陰氣來和,爲清涼。斯有旣濟之道焉。《易》曰:一陰一陽爲之道;偏陰偏陽爲之疾。得其道,未有反致其疾者。若夫春寒秋熱,爲冬夏之偏氣,倘有②觸冒之者,固可以爲疾,亦無出於感寒傷暑,未可以言疫。若夏涼冬暖,轉得春秋之和氣,豈有因其和而反致疾者?所以但見傷寒、中暑,未嘗見傷溫和而中清涼也。溫暖清涼,未必爲

---

① 一病名而兩原:此據張本,石本作"一病兩名"。
② 倘有:此據石本,張本作"尚在"。

病,又烏可以言疫?

從春分以後至秋分節,天有暴寒者,此皆時行寒疫也。三月四月,或有暴寒,其時陽氣尚弱,為寒所折,病熱猶輕。五六月,陽氣已盛,為寒所折,病熱為重。七八月,陽氣已衰,為寒所折,病熱亦微,其病與溫暑相似,但有殊耳。

正誤　按四時皆有暴寒,但冬時感嚴寒殺厲之氣,名傷寒,為病最重。其餘三時寒微,為病亦微。又以三時較之,盛夏偶有些小風寒,所感之病更微矣。此則以感寒之重,病亦重而熱亦重;感寒之輕,病亦輕而熱亦輕。是重於冬而略於三時,至夏而又略之,此必然之理也。　上文所言,三四月,陽氣尚弱,為寒所折,病熱猶輕;五六月,以其時陽氣已盛,為寒所折,病熱為重;七八月,其時陽氣已衰,為寒所折,病熱亦微。由是言之,在冬時陽氣潛藏,為寒所折,病熱更微,此則反見夏時感寒為重,冬時感寒為輕,前後矛盾,於理大違。

又①春、夏、秋三時,偶有暴寒所着,與冬時感冒相同,治法無二,但可名感冒,不當另立寒疫之名。若又以疫為名,殊類畫蛇添足。

諸家溫疫正誤

雲岐子　傷寒汗下不愈,過經,其證尚在而不除者,亦為

---

①　又:此據張本,石本作"交"。

溫疫病也。　如太陽證，汗下過經不愈，診得尺寸俱浮者，太陽溫病也。　如身熱，目痛不眠，汗下過經不愈，診得尺寸俱長者，陽明溫病也。　如胸脇脹滿，汗下過經不愈，診得尺寸俱弦者，少陽溫病也。　如腹滿咽乾，診得尺寸俱沉細，過經不愈者，太陰溫病也。　如口燥舌乾而渴，診得尺寸俱沉細，過經不愈者，少陰溫病也。　如煩滿囊縮，診得尺寸俱微緩，過經不愈者，厥陰溫病也。是故隨其經而取之，隨其證而治之。　如發斑，乃溫毒也。

正誤　按傷寒敍一日太陽，二日陽明，三日少陽，四日太陰，五日少陰，六日厥陰，爲傳經盡。七日復傳太陽，爲過經。雲岐子所言傷寒過經不愈者，便指爲溫病，竟不知傷寒、溫病，自是兩途，未有始傷寒而終變爲溫病者。若果溫病自內達外，何有傳經？若能傳經，即是傷寒，而非溫病明矣。

汪云[①]：愚謂溫與熱，有輕重之分。故仲景云：若遇溫氣，則爲溫病；此叔和之言，非仲景論。更遇溫熱氣，即爲溫毒。熱比溫尤重故也。　苟[②]但冬傷於寒，至春而發，不感異氣，名曰溫病，此病之稍輕者也。　更[③]遇溫氣，變爲溫病，此病之稍重者也。　"傷寒例"以再遇溫氣名曰溫疫。　又有不因冬傷於

---

①　汪云：此據石本，張本於二字之間有兩個墨丁。考"汪云"之下文字，乃出明代汪機《傷寒選錄》卷六（見：明萬曆三年敬賢堂本四十一葉），故"汪云"之"汪"乃指明代汪機。

②　苟：此據張本，石本無。

③　更：此據張本，石本同。劉本、四庫本此前有"溫病未已"四字。

寒,至春而病溫者,此特①感春溫之氣,可名春溫。如冬之傷寒,秋之傷濕②,夏之中暑相同也。按《陰陽大論》四時正氣之序:春溫、夏暑、秋涼、冬寒。今特感春溫之氣,可名春溫;若感秋涼之氣,可名秋涼病矣。春溫可以爲溫病,秋涼獨不可爲涼病乎? 以涼病似覺難言,勉以濕證搪塞。既知秋涼病有礙,反而思之,則知春溫病殊爲謬妄矣。以此觀之,是春之溫病,有三種不同:有冬傷於寒,至春變爲溫病者;有溫病未已,再遇溫氣,則爲溫病者;有重感溫氣,相雜而爲溫病者;有不因冬傷於寒,不因更遇溫氣,只於春時感春溫之氣而病者。若此三者,皆可名爲溫病,不必各立名色,只要知其病原之不同也。

正誤　凡病各有病因。如傷寒自覺觸冒風寒,如傷食自覺飲食過度,各有所責。至於溫病,乃伏邪所發,多有安居靜養,別無他故,倏焉而病。詢其所以然之故,無處尋思。況求感受之際,且自不覺。故立論者或言冬時非節之暖,或言春之溫氣,或言傷寒過經不解,或言冬時伏寒,至春夏乃發。按:"冬傷於寒,春必病溫。"出自《素問》,此漢人所撰。晉王叔和又以述"傷寒例",蓋順文之誤也。或指冬不藏精,春必病溫。此亦漢人所撰,但言斲喪致病,不言因邪致病,卽使寓意邪氣乘虛,實不言何氣使然。夫邪氣乘虛,最是切當。然又有童男室女以無漏之體,富貴隱逸以幽閒之志,在疫亦未能免,事在③不可執滯。又見冬時之溫病,與春夏之溫病④,脉證相同,治法無異。據云:冬時卽病爲傷寒,今發

---

① 特:此據張本,石本作"時"。
② 濕:此據張本,石本作"溫"。
③ 在:此據張本,石本作"有"。
④ 病:此據張本,石本作"疫"。

於冬時，應作正傷寒，且又實是溫病。旣是溫病，當發於春夏而何又發於冬時？思之至此，不能無疑。乃覺前人所論難憑，務求其所以然之故。旣不可言傷寒，又不可言伏寒，卽得以冬時非節之暖，牽合而爲病原。不思嚴寒酷暑，因其鋒利，人所易犯，故爲病最重。至於溫暖，乃天地中和之氣，萬物得之而發育，氣血得之而融和。當其肅殺之令，權施仁政，未有因其仁政而反蒙其害者。竊嘗較之，冬時未嘗溫暖，亦有溫病。或遇隆冬，暫時溫暖，雖有溫病感溫之由，亦無確據。此①不過猜疑之說，烏足以爲定論？　或言"感三春當令之溫氣爲溫病"，切夫春時自應溫暖，責之尤其無謂。　或言"溫病復②感溫氣而爲溫病"，正如頭上安頭。　或言"傷寒汗下過經不愈者爲溫病"，則又指鹿爲馬。　《活人》又以夏應暑而寒氣折之，責邪在心，爲夏溫；秋應涼而大熱折之，責邪在肺，爲秋溫。轉屬支離。　陶氏又以秋感濕③氣而爲秋溫，明是雜證。敘溫者絡繹，議論者各別。言愈繁雜，而本源愈失，使學者反增亡羊之感，與醫道何補？

《活人》④云：夏月發熱，惡寒頭疼，身體肢節痛重，其脉洪盛者，熱也。冬傷於寒，因暑氣而發爲熱病。治熱病與傷寒同，有汗宜桂枝湯，無汗宜麻黃湯，如煩躁宜大青龍湯。然夏

---

① 此：此據張本，石本作"旣"。
② 復：此據張本，石本作"後"。
③ 濕：此據張本，石本作"溫"。
④ 活人：此據張本，石本作"活人書"。後同。"活人"指宋代朱肱《傷寒類證活人書》。

月藥性須帶涼，不可太溫，桂枝、麻黃、大青龍，須用加減。夏
至前桂枝①加黃芩，夏至後桂枝、麻黃、大青龍加知母、石膏，或
加升麻。蓋桂枝、麻黃性熱，地②暖處非西北之比③，夏月服
之，必有發黃斑出之失。熱病三日外，與前湯不瘥，脉勢仍數，
邪氣猶在經絡，未入臟腑④者，桂枝石膏湯主之。此方夏至後
代桂枝湯⑤用，若加麻黃，可代麻黃、青龍湯證也。若三月至
夏，爲晚發傷寒，梔子升麻湯，亦暫用之。王宇泰⑥述：萬曆癸卯，
李氏一婿，應舉南下，時方盛暑，傷寒。一太學生新讀仲景書，自謂⑦知
醫，投⑧以桂枝湯，入腹卽斃。大抵麻黃、桂枝二⑨湯，隆冬正傷寒之藥，
施之於溫病不可，況於熱病乎？

正誤　按：《活人》以溫熱病用桂枝、麻黃，雖加涼藥，
終未免發散之誤，不危幸也。豈止三日外，與前湯⑩不瘥，
脉勢仍數而已哉？至此尚然不悟爲半裏之證，且言邪氣
猶在經絡，仍用桂枝石膏湯，至死無悔。王宇泰及王履⑪
非之甚當。是以不用麻黃、桂枝，賢於《活人》遠矣。究竟
不識溫熱之源，是以不知用何藥耳。

---

① 桂枝：此據石本，張本脫。
② 地：此據石本，張本作“及”。
③ 比：此據石本，張本作“地”。
④ 腑：此據石本，張本脫。
⑤ 湯：此據張本，石本作“證”。
⑥ 王宇泰：卽明代醫家王肯堂，著《傷寒證治準繩》。
⑦ 謂：此據石本，張本作“訛”。
⑧ 投：此據張本，四庫本同。石本作“按”。
⑨ 二：此據石本，張本作“三”。
⑩ 湯：此據張本，石本作“後”。
⑪ 王履：明代醫家，著《醫經溯洄集》《百病鈎玄》等。

春溫　《活人》曰：春應溫而清氣折之，責邪在肝，或身熱頭疼，目眩嘔吐，長幼率相似，升麻葛根湯、解肌湯、四時通用敗毒散。　陶氏曰：交春後至夏至前，不惡寒而渴者爲溫病，用辛涼之藥微解，不可大發汗。急證現者，用寒涼之藥急攻之，不可誤汗誤下。當①須識此，表證不與正傷寒同法，裏證同。

夏溫　《活人》曰：夏應暑而寒氣折之，責邪在心。或身熱頭疼、腹滿自利，長幼率相似，理中湯、射干湯、半夏桂枝湯。

陶氏曰：交夏至，有頭疼發熱，不惡寒而渴，此名溫病。愈加熱者，爲熱病。止用辛涼之藥解肌，不宜大汗。裏證見者，急攻下。表證不與正傷寒同法，裏證治法同。

秋溫　《活人》曰：秋應涼而大熱折②之，責邪在肺。濕熱相搏，民病咳嗽，金沸草散、白虎加蒼尤湯。病疸發黃，茵陳五苓散。　陶氏曰：交秋至霜降前，有頭疼發熱，不惡寒，身體痛，小便短者，名濕病。亦用辛涼之藥，加疏利以解肌，亦不宜汗。裏證見者，宜攻下，表證不與正傷寒同。

冬溫　《活人》曰：冬應寒而反大溫折之，責邪在腎。宜萎蕤湯。丹溪曰：冬溫爲病，非其時有其氣者。冬時嚴寒，君子當閉藏而反發泄於外，專用補藥帶表藥。

正誤　按：西北高厚之地，風高氣燥，濕證稀有。南方卑濕之地，更遇久雨淋漓，時有感濕者。在天地或時久雨，或時亢旱，蓋非時令所拘。故傷濕之證，隨時有之，不

---

① 當：此據石本，張本作“甞”。
② 折：此據石本，張本作“抑”。

待交秋而後能也。推節菴①之意，以至春爲溫病，至夏爲熱病，至秋似不可復言溫熱，然至秋冬，又未免溫病，只得勉以濕證抵搪。且濕爲②雜證，更不得借此混淆。惟其不知溫病四時皆有，故説到冬時，遂付之不言。宇泰因見陶氏不言，乃引丹溪，述非其時有其氣，以補冬溫之缺。然則冬時交錯之氣，又不可以爲冬溫也。

《活人》③但言四時之溫，蓋不知溫之源。故春責清氣，夏責寒氣，秋責熱氣，冬責溫氣。殊不知清、溫、寒、熱，總非溫病之源。復以四時專令之藏而受傷，不但膠柱鼓瑟，且又罪及無辜④。

溫疫正誤終

----

① 節菴：卽明代醫家陶華之號，著《傷寒六書》。
② 爲：此據張本，石本作“熱”。
③ 活人：此據張本，石本作“俗人”。考上文有《活人書》論四時之溫，故“活人”義長。然“俗人”亦可通。
④ 辜：此據張本，石本此後有“矣”字。

溫　熱　論

（清）葉桂　撰

張志斌　整理

目　錄

前　言 ·············· 139
凡　例 ·············· 150
序 ················· 152
溫熱論 ·············· 153
溫證論治 ············· 161

附錄
　幼科要略① ········· 169
　　伏氣 ············ 171
　　風溫 ············ 171
　　夏熱 ············ 172
　　受熱厥逆 ········· 173
　　疳 ············· 173
　　口疳 ············ 174
　　脹 ············· 174
　　吐瀉霍亂 ········· 175
　　食瓜果泄瀉 ······· 176

　　瘧 ············· 176
　　痢 ············· 177
　　秋燥 ············ 179
　　冬寒 ············ 180
　　看三關法 ········· 181
　　痧疹　痧子　瘄子
　　　疹丹 ·········· 181
　　痘 ············· 183
　　驚 ············· 191
　　疳 ············· 192
　　春溫　風溫 ······· 193
　　暑熱 ············ 194
溫熱經緯　卷三 ····· 195
　葉香巖外感溫熱篇······
　················· 195
　葉香巖三時伏氣外感篇
　················· 226

---

① 幼科要略：原目錄只有"痧疹、痘、疳、吐瀉、癇（痙、厥）、蟲、集方"，與
正文完全不符，今據正文改。雖篇目略有重複，悉本原樣。

前　言

　　《溫熱論》爲溫病通論著作。《溫證論治》是《溫熱論》的另一種傳本,實爲同一著作的兩種表現形式。全文十分簡短,僅四千餘字,卻是溫病學説的奠基性著作,至今仍有重要的臨牀指導意義。

一、作者與成書

　　該書作者葉桂(1667—1746),字天士,號香巖,江蘇吳縣人,清代著名的臨牀醫家。葉氏出身於世醫之家,自幼隨父習醫。十四歲喪父,立下業醫之志,探求醫學,孜孜不倦。凡有擅長醫術者,無論遐邇,均上門行以弟子禮。據説十年之間,從師凡十七人。葉氏博采衆家,以成己説,終成顯赫醫名,求治者絡繹不絕,"治病多奇中"(《清史稿》)。但是葉氏也因此而忙於診務,無暇著書立説,一生少有著作存世。《溫熱論》乃葉桂攜徒弟遊於太湖洞庭山,在舟中口述,由弟子顧景文執筆著録。本是葉氏師徒之間的問答授課,原無書名,後因整理者不同而形成兩種傳本。由華岫雲修改整理者,名《溫熱論》,收入《續刻臨證指南醫案》,首刊於乾隆四十二年(1777);由唐大烈修改整理者,名《溫證論治》,收入《吳醫匯講》,首刊於乾隆五十七年(1792)。但是由於葉桂逝世於 1746 年,故所有後人整理的葉氏遺著,成書年均定爲 1746 年。

據研究,《溫熱論》的首次整理者應該是華岫雲。華岫雲(1696—1773),字南田,江蘇錫山(今江蘇無錫)人。華岫雲平生欽佩葉桂的學識,潛心竭力尋訪收購葉桂的晚年日記與醫案,據杜玉林序,兩三年之間收集其醫案數以萬計。本着濟世之心,葉岫雲對這些醫案進行分類整理,選輯成書,付梓刊行,實乃葉氏學術傳承中的一大功臣。因此,從清代開始就有人誤認爲他是葉桂的學生。華氏本人在爲《臨證指南醫案》所寫的"凡例"第一條中即説"余本不業醫",可見華氏本不是醫生。華岫雲的姻親,乾隆年間賜進士出身的四川按察使司按察司加三級凝臺杜玉林於乾隆四十年寫的《續刻臨證指南溫熱論序》中言華氏"精通岐黃術",可能只是贊譽之辭,也可能是華氏在收購整理葉案過程中逐漸有了心得。總之,華氏原本是個欽佩葉桂醫術的文人,出於敬重推廣之心而覓購葉桂醫案。他本人説,"此案出自數年采集",而且"本欲再爲購求,廣刻行世,奈無覓處",所以,他只是對已經收購的醫案進行分類選編。

對於華氏的生卒年,有不同的説法。但依據華氏寫於乾隆三十一年,即 1766 年的"凡例"言自己"年已古稀",其生年當爲 1696 年。再根據杜玉林《續刻臨證指南溫熱論序》,華氏在編纂《續刻臨證指南醫案》的過程中,"忽於癸秋謝世",所以其卒年應爲乾隆癸巳年,即 1773 年。

《溫證論治》由蘇州名醫唐大烈整理。唐大烈(?—1801),字立三,號笠山。自乾隆五十七年(1792)開始編輯刊行《吳醫匯講》,凡十一卷。其編輯《吳醫匯講》的目的是"或疏往訓,既發覆而摘微;或出心裁,尤領新而標異",以使醫家的心得與經驗能"共表深思,互相賞析",共同提高。從"領新而標異"之目的出發,整理刊出《溫證論治》的確是最高品級的選擇。

二、主要學術創新特色及對中醫臨牀的貢獻

葉桂的學術特色在於他提出的衛氣營血辨證方法,這是十分徹底的創新。不僅放棄了六經的概念,而且也放棄了表裏的概念,完全從溫熱病的傳變特點出發進行辨證。葉桂是一位十分傑出的臨牀醫學家,對於溫病的理解與治療,經驗極其豐富。衛氣營血辨證正是一種在精熟臨牀經驗基礎上的高度概括,既簡潔明了,又邏輯嚴密,抓住了溫熱病發展的幾個關鍵性環節,十分便於臨牀醫生學習使用,有着極高的臨牀適用性。

(一) 衛氣營血之辨證體系

葉桂認同吳又可溫邪"由口鼻而入"的觀點,但對於感邪之後,病邪在人體內的傳變過程,卻並不遵其"表裏分傳"之説,而是提出了由淺而深,分爲衛分、氣分、營分、血分四個病機層次。溫邪自口鼻而入,在人體之上部,故曰"溫邪上受";溫邪入侵人體之後,"首先犯肺",此爲"衛分"。然後可按順傳與逆傳兩種方式發展。順傳:如正氣不虛,邪毒不盛,則表現爲順傳,按照"衛之後方言氣,營之後方言血",卽衛分→氣分→營分→血分的順序由淺入深,逐步傳變。逆傳:如正氣不足,或邪熱過盛,則表現爲逆傳,邪從肺衛不經氣分,直接傳入

心營，稱爲"逆傳心包"，迅速出現神昏抽搐等症。

　　葉桂還進一步提出了衛氣營血的治法："在衛，汗之可也；到氣，纔可清氣。入營猶可透熱轉氣，如犀角、元參、羚羊等物。入血就恐耗血動血，直須涼血散血，如生地、丹皮、阿膠、赤芍等物。否則前後不循緩急之法，慮其動手便錯，反至慌張矣。"即應該根據三焦的不同表現進行論治。

　　這一衛氣營血之溫病辨證體系，至今在中醫臨牀上仍得到廣泛的應用。

（二）辨舌、辨齒、辨癍疹白㾦之溫病診法

　　望舌、望皮膚是中醫四診中的重要内容，歷來受到古代醫家的重視。葉桂在《溫熱論》中專門論述望舌、望癍疹在溫病過程中的診斷意義，内容細緻而具體周到，超出了前人的見解。他將各種舌象及癍疹表現與病情的進退、預後的好壞及如何用藥密切聯繫在一起，對於臨牀有很好的指導作用。

　　而將望齒作爲一種溫病的特殊診斷方法，則是葉桂的又一創新。他把望齒與外感溫病過程中正氣的興衰及疾病發展趨勢挂鈎，尤其是通過望齒的潤燥榮枯來判斷溫病過程中邪熱的增減與陰液的存亡。如：齒光燥爲胃熱甚，齒乾枯爲腎液枯。齒下半截乾而上半截潤，爲水不上承而心火上炎。又如：齒上結血紫如乾漆，爲陽血，屬胃熱；齒上結血黄如醬瓣，爲陰血，屬腎枯。人體陰液的存亡，無疑是古代溫病治療中至關重要的一環。

三、版本傳承情況

　　提到此書的版本傳承，必須強調的是，這一部傳用至今的不朽之作，篇幅很小，從出現之初，就不是單行本。《溫熱論》被收入《續刻臨證指南》中，被稱爲"續刻臨證指南溫熱論"；《溫證論治》被收入清代最早醫學雜志《吳醫匯講》中，相當於現今發表的醫學科研論文。

　　由於《溫熱論》與《溫證論治》的文字表述有較大的差異，内容的編次上也有前後的不同，所以在此書的傳承過程中，基本保留了這樣兩個傳本系統。《溫熱論》由華岫雲整理，故後人常以"華本"爲稱。現存以乾隆四十二年（1777）衛生堂刻本（以下簡稱"衛生堂本"）爲最早的版本，道光二十六年（1846）的經鋤堂刻本及王孟英的《溫熱經緯·溫熱病篇》遵照華本。《溫證論治》由唐大烈整理，故後人常以"唐本"爲稱。現存以吳門唐氏問心草堂刻《吳醫匯講》本（以下簡稱"問心草堂本"）爲最早，後章楠《醫門棒喝·葉天士溫病論》及周學海《周氏醫學叢書·溫熱論》宗唐本。

　　葉天士《溫熱論》版本傳承情況示意圖：

```
                  ┌→《溫熱論》（衛生堂刻本）┤《溫熱論》（經鋤堂刻本）
┌─────┐           │                        └王孟英《溫熱經緯·葉香巖外感溫熱篇》
│葉天士│──────────┤
│《溫熱論》│       │                        ┌章楠《醫門棒喝·溫熱論》
└─────┘           └→《溫證論治》（《吳醫匯講》本）┤
                                           └周學海《周氏醫學全書·溫熱論》
```

　　因此，整理《溫熱論》，絶對不能忽略《溫證論治》。此前曾有過不止一種校點本或校注本云：以唐本爲底本，以華本爲校本。王孟英的《溫熱經緯》也將"唐本"與"華本"進行互校。實際上,由於兩種傳本的文字差異太大,作個別文字的校勘尚可,但很難用作全文校勘。例如,大家最爲熟悉的關於衛氣營血治療大法的一段文字:

> 《溫熱論》:在衛,汗之可也;到氣,纔可清氣。入營猶可透熱轉氣,如犀角、元參、羚羊等物。入血就恐耗血動血,直須涼血散血,如生地、丹皮、阿膠、赤芍等物。否則前後不循緩急之法,慮其動手便錯,反至慌張矣。[乾隆四十二年衛生堂本]

> 《溫證論治》:在衛,汗之可也;到氣,纔宜清氣。乍入營分,猶可透熱,仍轉氣分而解,如犀角、元參、羚羊等物是也。至入於血,則恐耗血動血,直須涼血散血,如生地、丹皮、阿膠、赤芍等物是也。若不循緩急之法,慮其動手便錯耳。[乾隆五十七年問心草堂本]

可見,二者的意思雖然基本相同,但文字差異是比較大的。還有原文排列次序不同的問題更爲突出,在此不予贅舉。這樣的差異很難用來作全本互校。但是這個問題自古以來可能就被忽略了。例如,清道光十五年(1835)章楠《醫門棒喝》卷六有"葉天士溫病論"一篇,而在章氏自撰前言之後出現的篇名則是"外感溫病證治"。又如,宣統三年(1911)池陽周氏福慧雙修館《周氏醫學叢書》本名爲《溫熱論》,卻云"從唐本"。可見自古就將《溫證論治》等同於《溫熱論》。

所以,本次整理分別收入這兩種傳本,以供讀者參考選用。《溫證論治》整理者唐大烈文前小序云:"葉天士……所著《溫證論治》二十則,乃先生遊於洞庭山,門人顧景文隨之舟中，以當時所語信筆錄記。一時未加修飾，是以辭多佶屈，語亦稍亂，讀者不免晦目。烈不揣冒昧，竊以語句少爲條達，前後少爲移掇，惟使晦者明之。”所以，非常明顯，應該是華岫雲整理的《溫熱論》更接近顧景文筆錄的原樣。而唐大烈整理的《溫證論治》可能更爲易讀。

　　《溫熱論》由華岫雲整理，最早收入《續刻臨證指南醫案》。杜玉林的《續刻臨證指南溫熱論·序》提到，華岫雲在《臨證指南醫案》“已遍行海宇”之後，“壬申（應爲壬辰之誤）歲，又將其續補醫案《溫熱論》與平生所集各種經驗奇方付刊，以備救急。其願甚誠。忽於癸秋謝世。其方止刻十之二三，半途而廢，見者咸爲惋惜。華君好友岳君廷璋不忍膜視，力勸徽蘇義商程、葉兩君子授梓，完璧以公同志”。可見，華氏於乾隆十七年（1752）在《臨證指南醫案》的基礎上，增補部分醫案及《溫熱論》，但未成而謝世，後由岳廷璋續完，名爲《續刻臨證指南醫案》。故《溫熱論》當問世於華氏逝世之後。華氏編撰出版了兩集葉氏醫案：第一集爲《臨證指南醫案》，刊於乾隆十一年；第二集爲《續刻臨證指南醫案》，刊於乾隆四十二年。遺憾的是，在後來的《溫熱論》版本中，如現代校點很常用的道光九年（1829）衛生堂刻本、道光二十六年經鋤堂刻本、同治二年（1863）崇文書局《溫熱經緯》本，均未收錄杜玉林的這篇序，因而在各種校點本中也鮮見此序。

　　據《中國中醫古籍總目》（此後簡稱《總目》）記載，《溫熱論》現有最早的版本是乾隆四十年文苑堂刻本及三省堂刻本。可是，筆者曾分別調研了三個被記載爲乾隆四十年的版本，均無功而返。其中，黑龍江中醫藥大學圖書館，查無此書。故宮博物院圖書館，將二册道光二年（1822）刻《續刻臨證指南溫熱論》附在十册乾隆三十三年（1768）刻《臨證指南醫案》後，放在同一函中。所以被誤認爲這兩册《續刻臨證指南溫熱論》也是乾隆年間的。但爲什麼定爲乾隆四十年，則不得而知。同時還核查了該館其他版本的《溫熱論》，另有一個是光緒年間的版本。第三個是天津市圖書館，結果，該館目錄中只云此本爲"乾隆本"，並未定爲乾隆四十年本。此本没有扉頁，書前有杜玉林寫於乾隆四十年的序，但没有任何證據能説明此書是乾隆四十年的刻本。於是，筆者決定放弃乾隆四十年本的追查，轉向稍晚兩年的乾隆四十二年本。

中國中醫科學院圖書館藏有乾隆四十二年衛生堂刻本《續刻臨證指南溫熱論》，有扉頁，扉頁上刊有"乾隆丁酉新鐫"及"衛生堂藏版"字樣，書前有杜玉林寫於乾隆四十年的序。而藏於蘇州市中醫醫院圖書館清乾隆崇德書院的刻本，因没有刊刻年，應未能早於此。

所以，筆者根據三個被記載爲早於乾隆四十二年的版本核查結果推測：世云該書的初刻本爲乾隆四十年，很可能是據書前的序言而定，這不能作爲確定版本刊刻年的依據。可參照乾隆三十三年《臨證指南醫案》同是衛生堂刻本中的"序言"，爲乾隆三十一年所撰。由於古代雕板刻書是一個很費工費時的過程，衛生堂的刊刻周期可能是兩年。實際上可能並無所謂的乾隆四十年刻本行世，乾隆四十二年的版本應該就是此書的初刻本。當然，這一推測期待有其他研究者拿出確切的乾隆四十年《續刻臨證指南溫熱論》刻本依據來推翻。本次校點選用乾隆四十二年衛生堂刻本爲底本，道光二十六年（1846）經鋤堂刻本爲主校本（以下簡稱"經鋤堂本"），以同治二年（1874）《溫熱經緯》本爲旁校本（以下簡稱"溫熱經緯本”）。

《溫證論治》的首次刊刻及此後流傳綫索比較明確。《溫證論治》現存乾隆五十七年（1792）吳門唐氏問心草堂刻《吳醫匯講》本，藏於中國中醫科學院圖書館。本次校點以此爲底本，以道光十五年《醫門棒喝》本爲主校本（以下簡稱“醫門棒喝本”），宣統三年（1911）池陽周氏福慧雙修館《周氏醫學叢書》本爲旁校本（以下簡稱“周氏醫學叢書本”）。

四、關於《溫熱論》的理解與應用

《溫熱論》的文字過於簡短，觀點則非常獨特鮮明，從字面上說，它本來就是師徒之間的授課，没有任何艱澀的詞語。但此書所論述的醫學道理卻精辟非凡，它基本是一部純理論的著作，但又必須運用於臨牀纔能彰顯其實際價值。故初學者要準確理解，並將其靈活運用於臨牀則實屬不易。因此，爲了加深讀者對此書内容的理解及便於在臨牀上具體應用，本次整理特地增添了兩項附録内容。

其一，是葉天士《幼科要略》。此書雖以“幼科”命名，卻並非一般性的幼科著作，而是記録葉天士治療幼科溫病的經驗與醫案。葉氏認爲，“襁褓小兒，體屬純陽，所患熱病最多”。同爲清代溫病四大家之一的王孟英在《溫熱經緯》中云：“小兒之多溫病何耶？……此理不但幼科不知，卽先賢亦從未道及也。”因此，葉氏僅以幼科作爲一個範例，用以説明溫病臨牀的診斷與治療。可以説，《幼科要略》正是葉天士《溫熱論》理論的臨牀基礎，可謂是把衛氣營血之溫病辨證理論與辨舌、辨齒、辨瘢疹白㾦之溫病診法運用於臨牀的範例。

　　其二,是清代王孟英的《溫熱經緯》卷三"葉香巖外感溫熱篇"與"葉香巖三時伏氣外感篇"。王孟英在溫病學發展中起着承前啓後的作用。他對之前的溫病學作了較系統的整理和提高。《溫熱經緯》基本反映了清末以前溫病學説發展的水準,是溫病學習的入門之作和溫病診治的參考書,流傳頗廣。其卷三,是王孟英集諸家對《溫熱論》的解釋與發揮,並附有他本人的見解,可謂是後世醫家學習理解《溫熱論》的範例。

　　據《總目》記載,《幼科要略》也沒有單行本,絶大多數的版本都是隨着《臨證指南醫案》一起刊行,間或也有被其他醫學叢書所收(如《葉氏四種》《周氏醫學叢書》等)。由於《臨證指南醫案》在臨牀上受到極大的重視,因此多次刊刻,自乾隆三十三年(1768)首次刊刻以來,在清代有近四十種版本,民國有十餘個版本。中華人民共和國成立以後,也有多種不同的影印本及校點本出版發行。但是,清代溫病學家王孟英早就指出的問題卻一直沒有受到重視,《幼科要略》極少被溫病學著作所收錄。本次點校以乾隆三十三年《臨證指南醫案》衛生堂初刻本卷十《幼科要略》(以下簡稱"臨證指南醫案本")爲底本,清光緒十七年(1891)池陽周氏福慧雙修館《周氏醫學叢書》本(以下簡稱"周氏醫學叢書本")爲校本。

　　《溫熱經緯》自刊行以來,也被反復刊刻傳抄,至新中國成立之時,各種版本已不下四十種。此書的王孟英自序撰寫於咸豐二年(1852)。據《總目》載,此書最早的版本也在此年。但是,筆者曾根據相關綫索,連續調研了三種所謂的咸豐二年版,其一爲中國中醫科學院圖書館藏,其二爲遼寧中醫藥大學圖書館藏,其三爲中國醫科大學圖書館藏,結果完全相同。三個版本都沒有扉頁,並同時存有四個序言,除了咸豐二年

(1852)王氏自序以外,第二個序是咸豐二年序,第三個是咸豐五年序,第四個是同治二年(1862)序。以此推斷,當時確定版本是以書中的第一個序言的撰寫年代來定,而實際上這是一個錯誤,因爲書中收有同治二年的序言,其真實的刊行年代,最早只能是此年,卽 1863 年。本次校點以同治二年刻本爲底本,以同治十三年湖北崇文書局刻本(以下簡稱"崇文書局本")爲校本予以校點。

凡　例

一、凡底本不誤而校本誤者，不出校記；凡底本誤而校本不誤者，改正出校記；不能確認或難以判定，則一律不改，出校記；底本、校本文字有差異而兩通，不改底本，出校記。底本引文雖有化裁，但文理通順，意義無實質性改變者，不改不注。惟底本有誤或引文改變原意時，方據情酌改，或仍存其舊，但均出校記。

二、對底本古今字、異體字、通假字、俗字等按 2021 年 10 月 11 日發佈的《古籍印刷通用字規範字形表》斟酌改爲正字。若異體字此《字形表》均收者（如并、併、並），則各按原字，不予改動。若此《字形表》未載的字，則按一般文字規則改正。第一次出現時出注，後徑改。一般虛詞的異文改正不出校。

三、若原書有重大訛誤，如專名之人名、地名、書名、篇名，或史實之年月、次序、張冠李戴等問題，非有版本等確證，一般不改底本而出校記説明。

四、若出處錯誤，如《史記》訛作《漢書》、“僖公”訛作“文公”等，不改底本而出校記。

五、凡屬顯著的版刻誤字，憑常識可以確定者，如“己”“已”“巳”、“戍”“戌”混用之類，無論有無版本依據，直接改正而不出校記。

六、遇到底本中原缺或模糊不可辨識的文字，如有堅實依據可補正者，則據以補正，出校記說明；如無材料可據以補正者，則用虛缺號"□"標明；原爲墨丁者，仍以墨丁"■"標明。

七、遇缺筆避諱字則補正之，於首次出現時出校說明，以後徑改；其他避諱字一般不改，如可能引起誤讀則於首次出現時出校說明；傳刻古書避當朝名諱而改，或遇引用古書而避當朝名諱者，如"桓玄"作"桓元"、"玄怪錄"作"元怪錄"、"弘治"作"宏治"之類，應據古本及原書回改，並於首見處出校說明，餘皆徑改，不再加注。

八、底本目錄與正文有出入時，一般依據其實際内容予以調整，力求目錄與正文標題一致，非必要，一般不出注。如原書目錄分卷排列，則全部移至書前，在"目錄"二字處出校記說明。

九、原底本中的雙行小字，今統一改爲單行小字。原書眉批欄中之文字，根據其文意，插入正文相應的文字之前後。眉批用小字，前後用魚尾弧"【　】"括注以爲標記。

十、爲了保持原書舊貌，書中的觀點及理論不作任何删改，藥物劑量亦采用原制，個別當今已禁用或改用替代品的藥物也未作改動，請讀者見諒。

十一、附錄之《溫熱經緯》原書之頂格大字，現用加粗大字表示。部分處方名後原有序號，以備與卷五《類方》中給出的處方核對。因此次爲節選，未選入卷五，序號已無意義，故删去。

序

　　華與余家，世爲姻婭。華君岫雲精通岐黃術，常存利濟救人之心，孜孜不倦。向慕吳門葉天士先生爲當世盧扁，留心覓其醫案約計盈萬，分門選刻，共成十卷，名曰《臨證指南》，已遍行海宇矣。壬申歲，又將其續補醫案《溫熱論》與平生所集各種經驗奇方付刊，以備救急。其願甚誠。忽於癸秋謝世。其方止刻十之二三，半途而廢，見者咸爲惋惜。華君好友岳君廷璋不忍膜視，力勸徽蘇義商程、葉兩君子授梓，完璧以公同志。一日漢川程君來蜀，出此編，丐余作序。予素不知醫，且當公務紛拏，軍書旁午，竟不暇及。第展閱一過，瞭然心目，洵爲青囊家不可缺一之書。卽盧扁復起，亦不能舍是而別開窔奧。倘於鄉陬僻壤，症患奇難，一時罕有良醫調劑，備此查考，對症用藥，立能起死回生，功效匪淺。慎勿以此編易簡而忽諸。

乾隆四十年冬小春月

賜進士出身

欽命四川按察使司按察司加三級凝臺杜玉林撰并書

溫熱論

種福堂公選良方兼刻古吳名醫精論卷一
古吳葉桂天士先生論　錫山華南田岫雲較

溫邪上受,【邪從口鼻而入,故曰"上受"。但春溫冬時伏寒藏於少陰,遇春時溫氣而發,非必上受之邪也。則此所論溫邪乃是溫風、濕溫之發於春末夏初者也。】首先犯肺,逆傳心包。肺主氣屬衛,心主血屬營,辨營衛氣血雖與傷寒同,若論治法,則與傷寒大異。蓋傷寒之邪留戀在表,然後化熱入裏,溫邪則熱變最速。未傳心包,邪尚在肺。肺主氣,其合皮毛,故云在表。在表初用辛涼輕劑。挾風則加入薄荷、牛蒡之屬;挾濕加蘆根、滑石之流。或透風①於熱外,或滲濕於熱下,不與熱相搏,勢必孤矣。不爾,風挾溫熱而燥生,清竅必乾,謂水主之氣不能上榮,兩陽相劫也。濕與溫合,蒸鬱而蒙痹於上,清竅爲之壅塞,濁邪害清也。其病有類傷寒,其驗之之法,傷寒多有變症,溫熱雖久,在一經不移,以此爲辨。

前言辛涼散風,甘淡驅濕,若病仍不解,是漸欲入營也。營分受熱,則血液受劫,心神不安,夜甚無寐,或斑點隱隱,卽

---

① 風:兩種衛生堂刻本與經鋤堂刻本均作"濕",今據崇文書局《溫熱經緯》本改。

撤去氣藥。如從風熱陷入者，犀角、竹葉之屬；如從濕熱陷入者，犀角、花露之品，參入涼血清熱方中。若加煩躁、大便不通，金汁亦可加入。老年或平素有寒者，以人中黃代之，急急透斑爲要。若斑出熱不解者，胃津亡也，主①以甘寒，重則如玉女煎，輕則如梨皮、蔗漿之類。或其人腎水素虧，雖未及下焦，先自彷徨矣，必驗之於舌。如甘寒之中加入鹹寒，務在先安未受邪之地，恐其陷入易易耳。若其邪始終在氣分流連者，可冀其戰汗透邪，法宜益胃，令水與汗併，熱達腠開，邪從汗出。解後胃氣空虛，當膚冷一晝夜，待氣還，自溫暖如常矣。蓋戰汗而解，邪退正虛，陽從寒泄，故漸膚冷，未必卽成脫症。此時宜令病者安舒靜臥，以養陽氣來復。旁人切勿驚惶，頻頻呼喚，擾其元神，使其煩躁。但診其脈，若虛軟和緩，雖倦臥不語，汗出膚冷，卻非脫症。若脈急疾、躁擾不臥、膚冷汗出，便爲氣脫之症矣。更有邪盛正虛，不能一戰而解，停一二日再戰汗而愈者，不可不知。

　　再論氣病有不傳血分而邪留三焦，亦如傷寒中少陽病也。彼則和解表裏之半，此則分消上下之勢，隨症變法，如近時杏、朴、苓等類，或如溫膽湯之走泄。因其仍在氣分，猶可望其戰汗之門户、轉瘧之機括。大凡看法，衛之後方言氣，營之後方言血。在衛，汗之可也；【辛涼開肺便是汗劑，非如傷寒之用麻、桂辛溫也。】到氣，纔可清氣。入營猶可透熱轉氣，如犀角、元參、羚羊等物。入血就恐耗血動血，直須涼血散血，如生地、丹皮、阿膠、赤芍等物。否則前後不循緩急之法，慮其動手便錯，反至慌張矣。且吾吳濕邪害人最廣，如面色白者，須要顧其陽氣，

① 主：兩種衛生堂刻本均作“王”，今據經鋤堂刻本改。

濕勝則陽微也。法應清涼,然到十分之六七,即不可過於寒涼,恐成功反棄。何以故耶?濕熱一去,陽亦衰微也。面色蒼者,須要顧其津液,清涼到十分之六七,往往熱減身寒者,不可就云虛寒而投補劑,恐爐煙雖熄,灰中有火也。須細察精詳,方少少與之,慎不可直率而往也。又有酒客,裏濕素盛,外邪入裏,裏濕為合。在陽旺之軀,胃濕恒多;在陰盛之體,脾濕亦不少,然其化熱則一。熱病救陰則易,通陽最難。救陰不在血,而在津與汗;通陽不在溫,而在利小便。然較之雜症,則有不同也。

再論三焦不得從外解,必致成裏結。裏結於何? 在陽明胃與腸也。亦須用下法,不可以氣血之分,就不可下也。但傷寒熱邪在裏,劫爍津液,下之宜猛;此多濕邪內搏,下之宜輕。傷寒,大便溏為邪已盡,不可再下;濕溫病,大便溏為邪未盡,必大便硬,慎不可再攻也,以屎燥為無濕矣。再人之體,脘在腹上,其地位處於中,按之痛,或自痛,或痞脹,當用苦泄,以其入腹近也。必驗之於舌,或黃或濁,可與小陷胸湯或瀉心湯,隨症治之。若白不燥,或黃白相兼,或灰白不渴,慎不可亂投苦泄。其中有外邪未解裏先結者,或邪鬱未伸,或素屬中冷者,雖有脘中痞痛,宜從開泄,宣通氣滯,以達歸於肺,如近俗之杏、蔻、橘、桔等,是輕苦微辛,具流動之品可耳。

【論舌黃】再前云舌黃或濁,須要有地之黃。若光滑者,乃無形濕熱中已虛象,大忌前法。其臍以上為大腹,或滿,或脹,或痛,此必邪已入裏矣,表症必無,或十之存一。亦要驗之於舌,或黃甚,或如沉香色,或如灰黃色,或老黃色,或中有斷紋,皆當下之,如小承氣湯,用檳榔、青皮、枳實、元明粉、生首烏等。若未現此等舌,不宜用此等法,恐其中有濕聚太陰為滿,或寒濕錯雜爲痛，或氣壅爲脹，又當以別法治之。

再黃苔不甚厚而滑者，熱未傷津，猶可清熱透表。若雖薄而乾者，邪雖去而津受傷也，苦重之藥當禁，宜甘寒輕劑可也。

【論舌絳】再論其熱傳營，舌色必絳。絳，深紅色也。初傳，絳色中兼黃白色，此氣分之邪未盡也，泄衛透營，兩和可也。純絳鮮澤者，包絡受病也，宜犀角、鮮生地、連翹、鬱金、石菖蒲等。延之數日，或平素心虛有痰，外熱一陷，裏絡就閉，非菖蒲、鬱金等所能開，須用牛黃丸、至寶丹之類以開其閉，恐其昏厥爲痓也。

再色絳而舌中心乾者，乃心胃火燔，劫爍津液，卽黃連、石膏亦可加入。若煩渴，煩熱，舌心乾，四邊色紅，中心或黃或白者，此非血分也，乃上焦氣熱爍津，急用涼膈散散其無形之熱，再看其後轉變可也。慎勿用血藥，以滋膩難散。至舌絳，望之若乾，手捫之原有津液，此津虧濕熱薰蒸，將成濁痰蒙閉心包也。

再有熱傳營血，其人素有瘀傷宿血在胸膈中，挾熱而搏，其舌色必紫而暗，捫之濕，當加入散血之品，如琥珀、丹參、桃仁、丹皮等。不爾，瘀血與熱爲伍，阻遏正氣，遂變如狂發狂之症。若紫而腫大者，乃酒毒衝心；紫而乾晦者，腎肝色泛也，難治。舌色絳而上有黏膩似苔非苔者，中挾穢濁之氣，急加芳香逐之。舌絳欲伸出口而抵齒難驟伸者，痰阻舌根，有內風也。舌絳而光亮，胃陰亡也，急用甘涼濡潤之品。若舌絳而乾燥者，火邪劫營，涼血清火爲要。舌絳而有碎點白黃者，當生疳也；大紅點者，熱毒乘心也，用黃連、金汁。其有雖絳而不鮮，乾枯而痿者，此腎陰涸，急以阿膠、雞子黃、地黃、天冬等救之，緩則恐涸極而無救也。其有舌獨中心絳乾者，此胃熱心營受灼也,當于清胃方中加入清心之品,否則延及於尖,爲津乾火盛矣。舌尖絳獨乾,此心火上炎,用導赤散瀉其腑。

【論舌胎】再舌胎白厚而乾燥者,此胃燥氣傷也,滋腎藥中加甘草,令甘守津還之意。舌白而薄者,外感風寒也,當疏散之。若白乾薄者,肺津傷也,加麥冬、花露、蘆根汁等輕清之品,爲上者上之也。若白苔絳底者,濕遏熱伏也,當先泄濕透熱,防其就乾也。勿憂之,再從裏透於外則變潤矣。初病舌就乾,神不昏者,急養正微,加透邪之藥;若神已昏,此内匱矣,不可救藥。又不拘何色,舌上生芒刺者,皆是上焦熱極也,當用青布拭冷①薄荷水揩之。即去者輕,旋即生者險矣。舌苔不燥,自覺悶極者,屬脾濕盛也。或有傷痕血迹者,必問曾經搔挖否,不可以有血而便爲枯症,仍從濕治可也。再有神情清爽,舌脹大不能出口者,此脾濕胃熱,鬱極化風,而毒延於口也,用大黃磨入當用劑内,則舌脹自消矣。

再舌上白苔黏膩,吐出濁厚涎沫者,口必甜味也,爲脾癉病。乃濕熱氣聚,與穀氣相搏,土有餘也。盈滿則上泛,當用醒頭草芳香辛散以逐之則退。若舌上苔如碱者,胃中宿滯挾濁穢鬱伏,當急急開泄,否則閉結中焦,不能從膜原達出矣。

【舌有煙煤】若舌無苔而有如煙煤隱隱者,不渴肢寒,知挾陰病;如口渴煩熱,平時胃燥舌也,不可攻之。若燥者,甘寒益胃;若潤者,甘溫扶中。此何故?外露而裏無也。

【論舌黑】若舌黑而滑者,水來尅火,爲陰症,當溫之。若見短縮,此腎氣竭也,爲難治。欲救之,加人參、五味子,勉希萬一。舌黑而乾者,津枯火熾,急急瀉南補北。若燥而中心厚瘩

---

① 冷:原作"令",今據崇文書局《溫熱經緯》本改。

者，土燥水竭，急以鹹苦下之。

【論舌淡紅無色】舌淡紅無色者，或乾而色不榮者，當是胃津傷而氣無化液也，當用炙甘草湯，不可用寒涼藥。

【論舌白如粉】若舌白如粉而滑，四邊色紫絳者，溫疫病初入膜原，未歸胃腑，急急透解，莫待傳陷而入爲險惡之病。且見此舌者，病必見凶，須要小心。凡斑疹初見，須用紙燃照，看胸背兩脅點大而在皮膚之上者爲斑，或雲頭隱隱，或瑣碎小粒者爲疹，又宜見少而不宜見多。按方書謂斑色紅者屬胃熱，紫者熱極，黑者胃爛。然亦必看外症所合，方可斷之。然而春夏之間濕病，俱發疹爲甚，且其色要辨。如淡紅色，四肢清，口不甚渴，脉不洪數，非虛斑卽陰斑。或胸微見數點，面赤足冷，或下利清穀，此陰盛格陽於上而見，當溫之。若斑色紫，小點者，心包熱也；點大而紫，胃中熱也。黑斑而光亮者，熱勝毒盛，雖屬不治，若其人氣血充者，依法治之，尚可救。若黑而晦者必死。若黑而隱隱，四旁赤色，火鬱內伏，大用清涼透發，間有轉紅成可救者。若夾斑帶疹，皆是邪之不一，各隨其部而泄。然斑屬血者恒多，疹屬氣者不少。斑疹皆是邪氣外露之象，發出宜神情清爽，爲外解裏和之意。如斑疹出而昏者，正不勝邪，內陷爲患，或胃津內涸之故。

【論白痦】再有一種白痦，小粒如水晶色者，此濕熱傷肺，邪雖出而氣液枯也，必得甘藥補之。或未至久延，傷及氣液，乃濕鬱衛分，汗出不徹之故，當理氣分之邪。或白枯如骨者，多凶，爲氣液竭也。

【論齒】再溫熱之病，看舌之後，亦須驗齒。齒爲腎之餘，齦爲胃之絡。熱邪不燥胃津，必耗腎液。且二經之血皆走其地，病深動血，結瓣於上。陽血者色必紫，紫如乾漆；陰血者色必黃，黃如醬瓣。陽血若見，安胃爲主；陰血若見，救腎爲要。然豆瓣色者多險，若症還不逆者尚可治，否則難治矣。何以故耶？蓋陰下竭，陽上厥也。

齒若光燥如石者，胃熱甚也。若無汗惡寒，衛偏勝也，辛涼泄衛透汗爲要。若如枯骨色者，腎液枯也，爲難治。若上半截潤，水不上承，心火炎上也，急急清心救水，俟枯處轉潤爲妥。若咬牙齧①齒者，濕熱化風。痙病但咬牙者，胃熱氣走其絡也。若咬牙而脉症皆衰者，胃虛無穀以内榮亦咬牙也。何以故耶？虛則喜實也。舌本不縮而硬，而牙關咬定難開者，此非風痰阻絡，即欲作痙症，用酸物擦之即開。酸走筋，木來泄土故也。

若齒垢如灰糕樣者，胃氣無權，津亡，濕濁用事，多死。而初病齒縫流清血，痛者爲胃火衝激也，不痛者龍火内燔也。齒焦無垢者死，齒焦有垢者腎熱胃劫也，當微下之，或玉女煎清胃救腎可也。

【論婦女溫熱病】再婦人病溫與男子同，但多胎前產後，以及經水適來適斷。大凡胎前病，古人皆以四物加減用之，謂護胎爲要，恐來害妊。如熱極，用井底泥、藍布浸冷覆蓋腹上等，皆是保護之意，但亦要看其邪之可解處用。用血膩之藥不靈，又當審察，不可認板法。然須步步保護胎元，恐損正邪陷也。至於產後之法，按方書謂慎用苦寒藥，恐傷其已亡之陰也。然亦要辨其邪能從上中解者，稍從症用之亦無妨也，不過勿犯下焦。且屬虛體，當如虛怯人病邪而治。總之，勿犯實實虛虛之禁。況產後當血氣沸騰之候，最多空竇，邪勢必乘虛内陷，虛

---

① 齧：底本及經鋤堂刻本均作"斷"，今據崇文書局《溫熱經緯》本改。

處受邪爲難治也。如經水適來適斷，邪將陷血室，少陽傷寒言之詳悉，不必多贅。但數動與正傷寒不同，仲景立小柴胡湯提出所陷熱邪，參、棗扶胃氣，衝脈隸屬陽明也，此與虛者爲合治。若熱邪陷入與血相結者，當宗陶氏小柴胡湯，去參、棗，加生地、桃仁、查肉、丹皮或犀角等。若本經血結自甚，必少腹滿痛。輕者刺期門，重者小柴胡湯去甘藥，加延胡、歸尾、桃仁。挾寒加肉桂心，氣滯者加香附、陳皮、枳殼等。然熱陷血室之症，多有譫語如狂之象，防是陽明胃熱，當辨之。血結者身體必重，非若陽明之輕旋便捷者。何以故耶？陰主重濁，絡脈被阻，側旁氣痹，連胸背皆拘束①不遂，故去邪通絡，正合其病。往往延久，上逆心包，胸中痛，即陶氏所謂血結胸也。王海藏出一桂枝紅花湯加海蛤、桃仁，原爲表裏上下一齊盡解之理，看此方大有巧手，故錄出以備學者之用。

---

① 束：原作"東"，今據經鋤堂刻本改。

溫證論治

葉天士,名桂,號香巖,世居閶門外下塘。所著《溫證論治》二十則,乃先生游于洞庭山,門人顧景文隨之舟中,以當時所語信筆錄記。一時未加修飾,是以辭多佶屈,語亦稍亂,讀者不免晦目。烈不揣冒昧,竊以語句少爲條達,前後少爲移掇,惟使晦者明之。至先生立論之要旨,未敢稍更一字也。

溫邪上受,首先犯肺,逆傳心包。肺主氣屬衛,心主血屬營,辨營衛氣血雖與傷寒同,若論治法,則與傷寒大異。蓋傷寒之邪留戀在表,然後化熱入裏,溫邪則化熱最速。未傳心包,邪尚在肺。肺合皮毛而主氣,故云在表。初用辛涼輕劑。挾風,加薄荷、牛蒡之屬;挾濕,加蘆根、滑石之流。或透風於熱外,或滲濕於熱下,不與熱相摶,勢必孤矣。不爾,風挾溫熱而燥生,清竅必乾,謂水主之氣不能上榮,兩陽相劫也。濕與溫合,蒸鬱而蒙痹於上,清竅爲之壅塞,濁邪害清也。其病有類傷寒,驗之之法,傷寒多有變症,溫熱雖久,總在一經爲辨。

前言辛涼散風,甘淡驅濕,若病仍不解,是漸欲入營也。營分受熱,則血液受劫,心神不安,夜甚無寐,或斑點隱隱,即撤去氣藥。如從風熱陷入者,用犀角、竹葉之屬;如從濕熱陷入者,用犀角、花露之品,參入涼血清熱方中。若加煩躁,大便不通，金汁亦可加入。老年及平素有寒者，以人中黃代之，急速透斑爲要。若斑出熱不解者，胃津亡也，主以甘寒，重則玉女煎，輕則梨皮、蔗漿之類。或其人腎水素虧，病雖未及下焦，每多先自徬徨，此必驗之於舌。如甘寒之中加入鹹寒，務在先安未受邪之地，恐其陷入耳。若其邪始終在氣分流連者，可冀其戰汗透邪，法宜益胃，令邪與汗併，熱達腠開，邪從汗出。解後胃氣空虛，當膚冷一晝夜，待氣還，自溫暖如常矣。蓋戰汗而解，邪退正虛，陽從汗泄，故漸膚冷，未必卽成脫症。此時宜安舒靜臥，以養陽氣來復。旁人切勿驚惶，頻頻呼喚，擾其元氣。但診其脉，若虛軟和緩，雖倦臥不語，汗出膚冷，卻非脫症。若脉急疾，躁擾不臥，膚冷汗出，便爲氣脫之症矣。更有邪盛正虛，不能一戰而解，停一二日再戰汗而愈者，不可不知。

　　再論氣病有不傳血分而邪留三焦，猶之傷寒中少陽病也。彼則和解表裏之半，此則分消上下之勢，隨症變法，如近時杏、朴、苓等類，或如溫膽湯之走泄。因其仍在氣分，猶有戰汗之門戶、轉瘧之機括也。大凡看法，衛之後方言氣，營之後方言血。在衛，汗之可也；到氣，纔宜清氣。乍入營分，猶可透熱，仍轉氣分而解，如犀角、元參、羚羊等物是也。至入於血，則恐耗血動血，直須涼血散血，如生地、丹皮、阿膠、赤芍等物是也。若不循緩急之法，慮其動手便錯耳。且吾吳濕邪害人最多，如面色白者，須要顧其陽氣，濕勝則陽微也。如法應清涼，用到十分之六七，卽不可過涼，蓋恐濕熱一去，陽亦衰微也。面色蒼者，須要顧其津液，清涼到十分之六七，往往熱減身寒者，不可便云虛寒而投補劑，恐爐煙雖熄，灰中有火也。須細察精詳，方少少與之，慎不可漫然而進也。又有酒客，裏濕素盛，外邪入裏，與之相搏。在陽旺之軀，胃濕恒多；在陰盛之體，脾濕亦不少，然其化熱則一。熱病救陰猶易，通陽最難。救陰不在補血，而在養津與測汗；通陽不在溫，而在利小便。較之雜症有不同也。

再論三焦不從外解，必致裏結。裏結於何？在陽明胃與腸也。亦須用下法，不可以氣血之分，謂其不可下也。惟傷寒熱邪在裏，劫爍津液，下之宜猛；此多濕邪內搏，下之宜輕。傷寒，大便溏爲邪已盡，不可再下；濕溫病，大便溏爲邪未盡，必大便硬乃爲無濕，始不可再攻也。再人之體，脘在腹上，其位居中，按之痛，或自痛，或痞脹，當用苦泄，以其入腹近也。必驗之於舌，或黃或濁，可與小陷胸湯或瀉心湯，隨症治之。若白不燥，或黃白相兼，或灰白不渴，慎不可亂投苦泄。其中有外邪未解裏先結者，或邪鬱未伸，或素屬中冷者，雖有脘中痞痛，宜從開泄，宣通氣滯，以達歸於肺，如近世之杏、蔻、橘、桔等，輕苦微辛，具流動之品可耳。

又有舌上白苔黏膩，吐出濁厚涎沫者，其口必甜，此爲脾癉。乃濕熱氣聚，與穀氣相搏，土有餘也。盈滿則上泛，當用佩蘭葉芳香辛散以逐之。若舌上苔如碱者，胃中宿滯挾濁穢鬱伏，當急急開泄，否則閉結中焦，不能從膜原達出矣。

再舌胎白厚而乾燥者，此胃燥氣傷也，滋潤藥中加甘草，令甘守津還之意。舌白而薄者，外感風寒也，當疏散之。若薄白而乾者，肺液傷也，加麥冬、花露、蘆根汁等輕清之品，爲上者上之也。若苔白而底絳者，濕遏熱伏也，當先泄濕透熱，防其卽乾也。此可勿憂，再從裏而透於外則變潤矣。初病舌卽乾，神不昏者，宜急養正微，加透邪之藥；若神已昏，此內匱，不可救藥矣。

前云舌黃或濁，當用陷胸瀉心，須要有地之黃。若光滑者,乃無形濕熱已有中虛之象,大忌前法。其臍以上爲大腹,或滿,或脹,或痛,此必邪已入裏,表症必無,或存十之一二。亦須驗之於舌,或黃甚,或如沉香色,或如灰黃色,或老黃色,或中有斷紋,皆當下之,如小承氣湯,用檳榔、青皮、枳實、元明粉、生首烏等皆可。若未現此等舌,不宜用此等藥,恐其中有濕聚太陰爲滿,或寒濕錯雜爲痛,或氣壅爲脹,又當以別法治之矣。

再黃胎不甚厚而滑者,熱未傷津,猶可清熱透表。若雖薄而乾者,邪雖去而津受傷也,苦重之藥當禁,宜甘寒輕劑養之。

再論其熱傳營,舌色必絳。絳,深紅色也。初傳,絳色中兼黃白色,此氣分之邪未盡也,泄衛透營,兩和可也。純絳鮮澤者,胞絡受邪也,宜犀角、鮮生地、連翹、鬱金、石菖蒲等清泄之。延之數日,或平素心虛有痰,外熱一陷,裏絡卽閉,非菖蒲、鬱金等所能開,須用牛黃丸、至寶丹之類以開其閉,恐其昏厥爲痙也。

再論舌絳而乾燥者,火邪劫營,涼血清血爲要。色絳而舌心乾者,乃心胃火燔,劫爍津液,卽黃連、石膏亦可加入。其有舌心獨絳而乾者,亦胃熱而心營受灼也,當于清胃方中加入清心之品。否則延及於尖,爲津乾火盛之候矣。舌尖獨絳而乾,此心火上炎,用導赤散瀉其腑。若煩渴煩熱,舌心乾,四邊色紅,中心或黃或白者,此非血分也,乃上焦氣熱爍津,急用涼膈散散其無形之熱,再看其後轉變可也。慎勿用血藥,反致滋膩留邪。至舌絳,望之若乾,手捫之,有津液,原此津虧濕熱薰蒸,將成濁痰蒙閉心胞也。舌色絳而上有黏膩似苔非苔者,中挾穢濁之氣,急加芳香逐之。舌絳而抵齒難伸出口者,痰阻舌根,有內風也。舌絳而光亮,胃陰亡也,急用甘涼濡潤之品。

舌絳而有碎點黃白者,將生疳也;大紅點者,熱毒乘心也,用黃連、金汁。其有雖絳而不鮮,乾枯而痿者,此腎陰涸也,急以阿膠、雞子黃、地黃、天冬等救之,緩則恐涸極而無救也。

再有熱傳營血,其人素有瘀傷宿血在胸膈中,舌色必紫而暗,捫之潮濕,當加散血之品,如琥珀、丹參、桃仁、丹皮等,否則瘀血與熱相搏,阻遏正氣,遂變如狂發狂之症。若紫而腫大者,乃酒毒衝心;紫而乾晦者,腎肝色泛也,難治。

舌若淡紅無色,或乾而色不榮者,乃是胃津傷而氣無化液也,當用炙甘草湯,不可用寒涼藥。

再有不拘何色,舌生芒刺者,皆是上焦熱極也,當用青布拭冷薄荷水揩之。即去者輕,旋即生者險矣。

舌苔不燥,自覺悶極者,屬脾濕盛也。或有傷痕血迹者,必問曾經搔挖否,不可以有血而便為枯症,仍從濕治可也。再有神情清爽,舌脹大不能出口者,此脾濕胃熱,鬱極化風,而毒延於口也,用大黃磨入當用劑內,則舌脹自消矣。

舌無苔而有如煙煤隱隱者,慎不可忽視,如口渴煩熱而燥者,平時胃燥也,不可攻之,宜甘寒益胃。若不渴,肢寒而潤者,乃挾陰病,宜甘溫扶中。此何以故?外露而裏無也。

舌黑而滑者,水來尅火,為陰症,當溫之。若見短縮,此腎氣竭也,為難治,惟加人參、五味子,或救萬一。舌黑而乾者,津枯火熾,急急瀉南補北。若黑燥而中心厚者,土燥水竭,急以鹹苦下之。

若舌白如粉而滑,四邊色紫絳者,溫疫病初入膜原,未歸胃腑,急急透解,莫待傳入而為險惡之症。且見此舌者,病必見凶,須要小心。凡癍疹初見,須用紙燃照,看胸背兩脇點大而在皮膚之上者為斑,或雲頭隱隱,或瑣碎小粒者為疹,又宜見而不宜多見。按方書謂斑色紅者屬胃熱，紫者熱極，黑者胃爛。然亦必看外症所合，方可斷之。春夏之間濕病，俱發癍疹爲甚。如淡紅色，四肢清，口不甚渴，脉不洪數，此非虛斑，卽屬陰斑。或胸前微見數點，面赤足冷，或下利清穀，此陰盛格陽於上，當溫之。若斑色紫而點小者，心胞熱也；點大而紫，胃中熱也。斑黑而光亮者，熱毒極熾，雖屬不治，然其人氣血充者，依法治之，或有可救。若黑而晦者必死。黑而隱隱，四旁赤色者，乃火鬱內伏，大用清涼透發，間有轉紅而可救者。又有夾斑帶疹，皆是邪之不一，各隨其部而泄。然斑屬血者恒多，疹屬氣者不少。斑疹皆是邪氣外露之象，發出之時宜神情清爽，方爲外解裏和。如斑疹出而昏者，此正不勝邪而內陷，或胃津內涸之候矣。

再有一種白㾦，小粒如水晶色者，此濕熱傷肺，邪雖出而氣液枯也，必得甘藥補之。若未至久延，氣液尚在未傷，乃爲濕鬱衛分，汗出不徹之故，當理氣分之邪。枯白如骨者多凶，氣液竭也。

再溫熱之病，看舌之後，亦須驗齒。齒爲腎之餘，齦爲胃之絡。熱邪不燥胃津，必耗腎液。且二經之血走於此處，病深動血，結瓣於上。陽血色紫，紫如乾漆；陰血色黃，黃如醬瓣。陽血若見，安胃爲主；陰血若見，救腎爲要。然豆瓣色者多險，惟症尚不逆者猶可治，否則難治矣。此何故耶？蓋陰下竭，陽上厥也。

齒若光燥如石者，胃熱甚也。證見無汗惡寒，衛偏勝也，辛涼泄衛透汗爲要。若如枯骨色者，腎液枯也，爲難治。若上半截潤，水不上承而心火上炎也，急急清心救水，俟枯處轉潤爲妥。若咬牙齧齒者，濕熱化風。痙病但咬牙者，胃熱氣走其絡也。咬牙而脉症皆衰者，胃虛無穀以內榮也。此何以故？虛則喜實也。舌本不縮而硬，牙關咬定難開者，此非風痰阻絡，卽欲作痙症，用酸物擦之卽開。酸走筋，木來泄土故也。

若齒垢如灰糕樣者，胃氣無權，津亡而濕濁用事，多死。初病齒縫流清血，痛者爲胃火衝激，不痛者爲龍火內燔。齒焦無垢者死；齒焦有垢者腎熱胃劫也，當微下之，或玉女煎清胃救腎可也。

再婦人病溫與男子同，但多胎前產後，以及經水適來適斷。大凡胎前病，古人皆以四物加減用之，謂恐邪來害妊也。如熱極者，有用①井底泥及藍布浸冷覆蓋腹上等，皆是護胎之意，然亦須看其邪之可解而用之。如血膩之藥不靈，又當審察，不可固執。仍宜步步保護胎元，恐正損邪陷也。至於產後，方書謂慎用苦寒，恐傷已亡之陰也。然亦要辨其邪能從上中解者，稍從症用之亦無妨也，不過勿犯下焦。且屬虛體，當如虛怯人病邪而治。況產後當血氣沸騰之際，最多空竇，邪必乘虛內陷，虛處受邪爲難治也。如經水適來適斷，邪將陷於血室，少陽傷寒言之詳悉，不必多贅。但數動與正傷寒不同，仲景立小柴胡湯提出所陷熱邪，參、棗以扶胃氣，因衝脉隸屬陽明也，此惟虛者爲合治。若熱邪陷入與血相結者，當宗陶氏小柴胡湯，去參、棗，加生地、桃仁、查肉、丹皮或犀角等。若本經血結自甚，必少腹滿痛。輕者刺期門，重者小柴胡湯去甘藥，加延胡、歸尾、桃仁。挾寒加肉桂，心氣滯加香附、陳皮、枳殼等。然熱陷血室之症，多有譫語如狂之

---

①　用：原作“川”，今據《醫門棒喝·外感溫病證治》本改。

象,與陽明胃熱相似,此種病機,最須辨別。血結者身體必重,非若陽明之輕便者。何以故耶? 陰主重濁,絡脉被阻,身之側旁氣痹,連及胸背皆爲阻窒,故去邪通絡,正合其病。往往延久;上逆心胞,胸中痹痛,卽陶氏所謂血結胸也。王海藏出一桂枝紅花湯加海蛤、桃仁,原欲表裏上下一齊盡解之理,此方大有巧妙焉。

幼科要略

古吳　葉桂天士先生　著

潚關　李大瞻翰圖

錫山　華南田岫雲　同較
　　　邵銘新甫

按：襁褓小兒，體屬純陽，所患熱病最多。世醫俗者，固知謂六氣之邪皆從火化，飲食停留，鬱蒸變熱，驚恐内迫，五志動極皆陽。奈今時治法，初則發散解肌，以退表熱，仍混入消導。繼用清熱苦降，或兼下奪。再令病家禁絕乳食，每致胃氣索然，内風來乘，變見驚癇，告斃甚多。附記世俗通套之方藥於左，不可不知，不足取法也。

防風、荆芥、葛根、前胡、桔梗、木通、赤芍、蔔子、厚朴、陳皮、山查、麥芽、枳殼、神麯、鈎藤。夏佐香薷，冬佐麻黃、羌活。

兩三日熱不解。

柴胡、前胡、黃連、黃芩、山梔、連翹、薄荷、葛根、木通、鈎藤、厚朴、枳實、瓜蔞實。丸劑必用大黃。

四五日不解，但言食滯未盡，表裏不和，總以柴芩小陷胸。若嘔逆煩渴，用竹茹、黃連、半夏。若痰多喘促，即用葶藶、杏仁、蘇子、蔔子、膽星、貝母，甚者加牛黃。此皆套法，所當戒也。

屢清消不愈，便無方法。苟不變驚，必曰骨蒸孩勞。所用藥餌，不分氣血陰陽，但知見症施治。如早涼暮熱，必用：

地骨皮、丹皮、生地、元參、甘草、北沙參、石斛、知母。

有痰加：

蘇子、杏仁、貝母、橘紅、膽星、桔梗。

其鉤藤、石斛、茯苓、穀①芽之屬，每劑必用。總之，取無故疲藥，待其自愈。倘有變證，希冀掩飾而已。

愚按：嬰兒肌肉柔脆，不耐風寒，六腑五臟氣弱，乳汁難化。內外二因之病自多。然有非風寒，竟致外感，不停滯已屬內傷。其故何歟？嘗思人在氣交之中，春夏地氣之升，秋冬天令之降，呼出吸入，與時消息。間有穢濁吸入，卽是三焦受邪，過募原直行中道，必發熱煩躁。倘幼醫但執前藥，表散消導，清火通便，病輕或有倖成，病重必然顛覆。錢仲陽云：糞屨不可近襁褓小兒。余言非無據矣。四十年來，治效頗多，略述其概云。

夫春溫夏熱，秋涼冬寒，四時之序也。春應溫而反大寒，夏應熱而反大涼，秋應涼而反大熱，冬應寒而反大溫，皆不正之乖氣也。病自外感，治從陽分。若因口鼻受氣，未必恰在足太陽經矣。大凡吸入之邪，首先犯肺，發熱咳喘。口鼻均入之邪，先上繼中，咳喘必兼嘔逆䐜脹。雖因外邪，亦是表中之裏。設宗世醫發散陽經，雖汗不解。幼稚質薄神怯，日期多延，病變錯綜，茲以四氣常法列下。

---

① 穀：原作"穀"，今據周氏醫學叢書本改。後同此誤者，徑改不注。

伏　氣

春溫一症，由冬令收藏未固。昔人以冬寒內伏，藏于少陰，入春發于少陽，以春木內應肝膽也。寒邪深伏，已經化熱，昔賢以黃芩湯爲主方，苦寒直清裏熱。熱伏于陰，苦味堅陰，乃正治也。知溫邪忌散，不與暴感門同法。若因外邪先受，引動在裏伏熱，必先辛涼以解新邪，繼進苦寒以清裏熱。況熱乃無形之氣，幼醫多用消滯，攻治有形，胃汁先涸，陰液劫盡者多矣。備用方：

黃芩湯、葱豉湯、_{新邪引動伏邪}。涼膈散、清心涼膈散。

風　溫

風溫者，春月受風，其氣已溫。《經》謂：春氣病在頭，治在上焦。肺位最高，邪必先傷，此手太陰氣分先病。失治則入手厥陰心包絡，血分亦傷。蓋足經順傳，如太陽傳陽明，人皆知之。肺病失治，逆傳心包絡，幼科多不知者。俗醫見身熱咳喘，不知肺病在上之旨，妄投荆、防、柴、葛，加入枳、朴、杏、蘇、萄子、查、麥、廣皮之屬，輒云解肌消食。有見痰喘，便用大黃、礞石滾痰丸，大便數行，上熱愈結。幼稚穀少胃薄，表裏苦辛化燥，胃汁已傷。復用大黃，大苦沉降丸藥，致脾胃陽和傷極，陡變驚癇，莫救者多矣。

按：此症風溫肺病，治在上焦。夫風溫、春溫忌汗。初病投劑,宜用辛涼。若雜入消導發散,不但與肺病無涉,劫盡胃汁,肺乏津液上供,頭目清竅徒爲熱氣薰蒸,鼻乾如煤,目瞑或上竄無淚,或熱深肢厥,狂躁溺澀,胸高氣促,皆是肺氣不宣化之徵。斯時若以肺藥,少加一味清降,使藥力不致直趨腸中,而上痹可開,諸竅自爽。無如城市庸醫,僉云結胸,皆用連、蔞、柴、枳,苦寒直降,致閉塞愈甚,告斃甚多。

　　按:此症初因發熱喘嗽,首用辛涼,清肅上焦,如薄荷、連翹、牛蒡、象貝、桑葉、沙參、梔皮、蔞皮、花粉。若色蒼,熱勝煩渴,用石膏、竹葉辛寒清散,痧症亦當宗此。若日數漸多,邪不得解,芩、連、涼膈亦可選用。至熱邪逆傳入膻中,神昏目瞑,鼻竅無涕淚,諸竅欲閉,其勢危急,必用至寶丹,或牛黃清心丸。病減後餘熱,只甘寒清養胃陰足矣。

　　備用方:葦莖湯、清心涼膈散、涼膈散、瀉白散、葶藶大棗湯、白虎湯、至寶丹、清心牛黃丸、竹葉石膏湯、喻氏清燥救肺湯。

夏　熱

　　夏爲熱病。然夏至已前,時令未爲大熱,《經》以先夏至病溫,後夏至病暑。溫邪前已申明,暑熱一症,幼醫易眩。夏暑發自陽明,古人以白虎湯爲主方。後賢劉河間創議,迥出諸家,謂溫熱時邪,當分三焦投藥,以苦、辛、寒爲主。若拘六經分症,仍是傷寒治法,致悞多矣。蓋傷寒外受之寒,必先從汗解,辛溫散邪是已。口鼻吸入之寒,即爲中寒陰病,治當溫裏,分三陰見症施治。若夫暑病,專方甚少,皆因前人略於暑、詳於寒耳。考古如《金匱》暑、暍、痓之因，而潔古以動、靜分中暑、中熱，各具至理，茲不概述。論幼科病暑熱夾雜別病有諸，而時下不外發散消導，加入香薷一味，或六一散一服。考《本草》，香薷辛溫發汗，能泄宿水。夏熱氣閉無汗，渴飲停水，香薷必佐杏仁，以杏仁苦降泄氣，大順散取義若此。長夏濕令，暑必兼濕。暑傷氣分，濕亦傷氣。汗則耗氣傷陽，胃汁大受劫爍，變病由此甚多。發泄司令，裏真自虛。張鳳逵云：暑病首用辛涼，繼用甘寒，再用酸泄酸①斂，不必用下。可稱要言不煩矣。然幼科因暑熱蔓延，變生他病，茲摘其概。

受熱厥逆

夏令受熱，昏迷若驚，此為暑厥，即熱氣閉塞孔竅所致。其邪入絡，與中絡同法，牛黃丸、至寶丹芳香利竅可效。神甦以後，用清涼血分，如連翹心、竹葉心、玄參、細生地、鮮生地、二冬之屬。此症初起，大忌風藥。初病暑熱傷氣，竹葉石膏湯或清肺輕劑。大凡熱深厥深，四肢逆冷，但看面垢齒燥，二便不通，或瀉不爽為是，大忌惧認傷寒也。

疰

幼兒斷乳納食，值夏月脾胃主氣，易於肚膨泄瀉，頭熱，手

---

① 酸：周氏醫學叢書本作“微”。

足心熱，形體日瘦，或煩渴善食，漸成五疳積聚。當審體之強弱、病之新久。有餘者，當疏胃清熱。食入，糞色白或不化，當健脾佐消導清熱。若濕熱內鬱，蟲積腹痛，導滯驅蟲微下之。緩調，用肥兒丸之屬。

口　疳

夏季秋熱，小兒泄瀉，或初愈未愈，滿口皆生疳蝕，嘗有阻塞咽喉致危者。此皆在裏濕盛生熱，熱氣蒸灼，津液不升，濕熱偏傷氣分。治在上焦，或佐淡滲。世俗常刮西瓜翠衣治疳，取其輕揚滲利也。

脹

夏季濕熱鬱蒸，脾胃氣弱，水穀之氣不運，濕着內蘊爲熱，漸至浮腫腹脹，小水不利。治之非法，水濕久漬，逆行犯肺，必生咳嗽喘促。甚則坐不得臥，俯不能仰，危期速矣。大凡喘必生脹，脹必生喘。方書以先喘後脹者治在肺，先脹後喘者治在脾，亦定論也。《金匱》有風水、皮水、石水、正水、黃汗以分表裏之治，河間有三焦分消，子和有磨積逐水，皆有奧義。學者不可不潛心體認，難以概述。閱近代世俗論水濕喘脹之症，以《內經》開鬼門取汗爲表治，分利小便潔淨府爲裏治。《經》旨"病能篇"謂：諸濕腫滿，皆屬於脾。以健脾燥濕爲穩治。治之不效，技窮束手矣。不知凡病皆本乎陰陽，通表、利小便乃宣經氣、利腑氣，是陽病治法；暖水臟、溫脾腎，補土①以驅水，是陰病治法。治肺痹以輕開上，治脾必佐溫通。若陰陽表裏乖違，臟真日漓，陰陽不運，亦必作脹。治以通陽，乃可奏績，如《局方》禹餘糧丸。甚至三焦交阻，必用分消；腸胃窒塞，必用下奪。然不得與傷寒實熱同例，擅投硝、黃、枳、朴，擾動陰血。若太陰脾臟飲濕阻氣，溫之、補之不應，欲用下法，少少甘遂爲丸可也。其治實症選用方法備采。

　　備用方：葶藶大棗湯、瀉白散、大順散、牡蠣澤瀉散、五苓散、越婢湯、甘遂半夏湯、控涎丹、五子五皮湯、子和桂苓湯、禹功丸、茯苓防己湯、中滿分消湯、小青龍丸、木防己湯。

　　附記　一徐姓小兒，單脹數月。幼科百治無功，僉用肥兒丸、萬安散、磨積丹、綠礬丸、雞肶藥，俱不效。余謂：氣分不效，宜治血絡，所謂絡瘀則脹也。用歸須、桃仁、延胡、山甲、蜣螂、䗪蟲、靈脂、山查之類爲丸，十日全愈。

吐瀉霍亂

　　吐瀉一症，幼兒脾胃受傷，陡變驚搐最多。若是不正穢氣觸入，或口食寒冷，套用正氣散、六和湯、五積散之類。正氣受傷，肢冷呃忒，嘔吐自利，即用錢氏益黃散。有痰，用星附六君子湯、理中湯等。倘熱氣深伏，煩渴引飲嘔逆者，連香飲、黃連竹茹橘皮半夏湯。熱閉神昏用至寶丹，寒閉用來復丹。

---

　　①　土：原作“方”，今據周氏醫學叢書本改。

食瓜果泄瀉

稚年夏月食瓜果，水寒之濕着於脾胃，令人泄瀉。其寒濕積聚，未能遽化熱氣，必用辛溫香竄之氣。古方中消瓜果之積以丁香、肉桂，或用麝香，今七香餅治瀉，亦祖此意。其平胃散、胃苓湯亦可用。

瘧

瘧因暑發居多，方書雖有痰、食、寒、熱、瘴、癉之互異，幼稚之瘧，都因脾胃受病。然氣怯神弱，初病驚癇厥逆為多。在夏秋之時，斷不可認為驚癇。大方瘧症，須分十二經，與咳症相等。若幼科庸俗，但以小柴胡去參，或香薷、葛根之屬，不知柴胡動肝陰、葛根竭胃汁，致變屢矣。幼科純陽，暑為熱氣，症必熱多煩渴。邪自肺受者，桂枝白虎湯二進必愈。其有冷食不運，有足太陰脾病見症，初用正氣，或用辛溫，如草果、生薑、半夏之屬。方書謂草果治太陰獨勝之寒，知母治陽明獨勝之熱。瘧久色奪，唇白汗多，餒弱，必用四獸飲。陰虛內熱，必用鱉甲、首烏、知母，便漸溏者忌用。久瘧營傷，寒勝加桂、薑。擬初、中、末瘧門用藥於左。

初病暑風濕熱瘧藥：脘痞悶，枳殼、桔梗、杏仁、厚朴、二味喘最宜。瓜蔞皮、山栀、香豉。

頭痛宜辛涼輕劑，連翹、薄荷、赤芍、羚羊角、蔓荊子、滑

石。<small>淡滲清上。</small>

重則用石膏，口渴用花粉，煩渴用竹葉石膏湯，熱甚則用黃芩、黃連、山梔。

夏季身痛屬濕，羌、防辛溫宜忌，宜用木防己、蠶砂。

暑熱邪傷，初在氣分，日多不解，漸入血分，反渴不多飲，脣舌絳赤。芩、連、膏、知不應，必用血藥，諒佐清氣熱一味足矣。輕則用青蒿、丹皮、<small>汗多忌</small>。犀角、竹葉心、玄參、鮮生地、細生地、木通、<small>亦能發汗</small>。淡竹葉。若熱久痞結，瀉心湯選用。

又夏月熱久入血，最多蓄血一症，譫語昏狂。看法以小便清長者大便必黑爲是，桃仁承氣湯爲要藥。

幼稚瘧久，面腫腹膨，泄瀉不欲食，或囊腫，或跗腫，必用東垣益氣以升陽。倘脾陽消憊，前方不應，用理中湯或錢氏益黃散。得效二三日，須投五苓散一二日。再與異功、參苓白朮散之類，必全好。徐忠可注：《金匱》有云，幼兒未進穀食者，患瘧久不止，用冰糖濃湯，余試果驗。

瘧多用烏梅，以酸泄木安土之意。用常山、草果，乃劫其太陰之寒。以常山極走，使二邪不相併之謂。用人參、生薑，曰露薑飲，一以固元，一以散邪，取通神明，去穢惡之氣。總之，久瘧氣餒，凡壯膽氣，皆可止瘧，未必真有瘧鬼。又瘧邪既久，深入血分或結瘧母，鱉甲煎丸。設用煎方，活血通絡可矣。

痢

痢疾一症，古稱滯下，蓋裏有滯濁而後下也。但滯在氣、滯在血，冷傷、熱傷，而滯非一。今人以滯爲食，但以消食，併令禁忌飲食而已。

夫瘧、痢皆起夏秋，都因濕熱鬱蒸，以致脾胃水穀不運。濕熱灼氣血爲黏膩，先痛後痢，痢後不爽。若偶食瓜果冰寒卽病，未必卽變爲熱，先宜辛溫疏利之劑。若膿血幾十行，疗痛後重，初用宣通驅熱，如芩、連、大黃，必加甘草以緩之。非如傷寒糞堅，須用芒硝鹹以奧堅，直走破泄至陰。此不過苦能勝濕，寒以逐熱，足可卻病。古云：行血則便膿愈，導氣則後重除。行血涼血，如丹皮、桃仁、延胡、黑查、歸尾、紅花之屬；導氣，如木香、檳榔、青皮、枳、朴、廣皮之屬。世俗通套，不過如此。蓋瘧傷於經，猶可延挨；痢關乎臟，悞治必危。診之大法，先明體質強弱，肌色蒼嫩，更詢起居致病因由。初病體堅症實，前法可遵。久病氣餒神衰，雖有腹痛後重，亦宜詳審，不可概以攻積清奪施治。聊附記一治驗備考。

施姓子，年七歲，七月二十三日，天久雨陰晦，遂發泄瀉數次。越日腹痛，下痢紅白。延幼科二人，調治五六日。至初二日，余診之，嘔逆不食，下痢無度，都是血水，其腹痛晝夜無寧刻，兩脉俱細，右澀欲歇。坐次鼻聞藥氣，乃大黃氣，令其勿進。施云：有二醫在，枉先生一商，何如？余唯之，入書室索方。一醫曰：下痢已來，全無糟粕，若非攻蕩去積，無別法可投。余曰：肢冷，下血液七八日，痛，不飲水，望面色，枯白中極氣黯，脉形細奧，按之不鼓，明是冷濕中于太陰。仲景太陰九法，示不用下。乃急煎人參、炙草、炮薑、歸、芍、陳皮，少佐肉桂。二劑，垢滯得下，痛痢大減。繼以歸芍異功散、參苓白术散，半月全安。

噤口不納水穀，下痢，都因熱升濁攻，必用大苦，如芩、連、石、蓮清熱，人參輔胃益氣。熱氣一開，卽能進食，藥宜頻頻進二三口。

　　小兒休息久痢，變爲糞後下血，最難速愈。有因氣弱下陷者，補中益氣。虛寒飲食不化者，錢氏益黃散。濕熱未淨，氣分延虛者，清暑益氣湯。胃強善食者，苦寒清熱，更節飲食，須善調經月。

　　久瀉久痢，必傷及腎，以腎司二便也。必肛門後墜不已，與初病濕熱裏急下重不同。治以攝陰液，或佐疏補，久則純與攝納。

　　小兒熱病最多者，以體屬純陽，六氣着人，氣血皆化爲熱也。飲食不化，蘊蒸於裏，亦從熱化矣。然有解表已復熱，攻裏熱已復熱，利小便愈後復熱，養陰滋清熱亦不除者，張季明謂元氣無所歸着，陽浮則倏熱矣，六神湯主之。

秋　燥

　　秋深初涼，稚年發熱咳嗽，證似春月風溫症。但溫乃漸熱之稱，涼卽漸冷之意。春月爲病，猶冬藏固密之餘；秋令感傷，恰值夏熱發泄之後。其體質之虛實不同，但溫自上受，燥自上傷，理亦相等，均是肺氣受病。世人慣認暴感風寒，混投三陽發散，津劫燥甚，喘急告危。若果暴涼外束，身熱痰嗽，只宜葱豉湯或蘇梗、前胡、杏仁、枳、桔之屬，僅一二劑亦可。更有粗工，亦知熱病，與瀉白散加芩、連之屬。不知愈苦助燥，必增他變。當以辛涼甘潤之方，氣燥自平而愈，慎勿用苦燥劫爍胃汁。

　　秋燥一症，氣分先受，治肺爲急。若延綿數十日之久，病必入血分，又非輕浮肺藥可醫。須審體質症端，古謂治病如活潑之地，如盤走珠耳。

翁姓子，方數月，秋燥潮熱，咳嗽如瘧。幼科用發散藥二日不效，忙令禁乳。更醫用瀉白散，再加芩、連二日，晝夜煩熱，喘而不咳，下痢粘膩，藥後竟痢藥水。延余診之。余曰：稚年以乳食爲命，餓則胃虛氣餒，肺氣更不爽矣。與玉竹、甘草、炒廣皮、竹葉心，一劑熱緩。繼與香粳米、南棗、廣皮、甘草、沙參，二劑。與乳少進，令夜抱勿倒。三日全愈。

冬　寒

深秋入冬，暴冷折陽，外感發熱，頭痛身痛，嘔惡，必從太陽。若渴能飲水者，裏熱見症，卽非純以表散。傷寒每以風傷衛用桂枝法，寒傷營用麻黃法。小兒肌疏易汗，難任麻、桂辛溫。表邪太陽治用，輕則紫蘇、防風一二味，身痛用羌活，然不過一劑。傷風症亦肺病爲多，前、杏、枳、桔之屬，辛勝卽是汗藥。其葱豉湯，乃通用要方。若肢冷寒戰，嘔吐自痢，或身無熱，卽從中寒裏症。三陰須分，但小兒科太陰中寒最多，厥陰間有。若冬令應寒，氣候溫暖，當藏反泄，卽能致病，名曰冬溫。溫爲欲熱之漸，非寒症得汗而解。若涉表邪一二，裏熱必兼七八，是癮疹、丹痧，非徒風寒。或外受之邪與裏邪相薄，亦令鬱於經絡；或飲醇厚味，裏熱熾烈，而胃氣不與營分相和；或不正之氣①直入內侵，卽有腹痛下痢諸症。其治法按症，必以

---

① 　之氣：二字原脫，今據周氏醫學叢書本補入。

裹症爲主，稍兼清散有諸。設用辛溫，禍不旋踵矣。至於痧痘時癘，須分四氣也。

看三關法

滑氏云：小兒三歲已內，看男左女右手虎口三節，曰三關。紋色紫，熱；紅，傷寒；青，驚風；白，疳病；黃色淡紅，乃平常小恙。其筋紋宜藏，不宜暴露。若見黑色，則爲危險。再脉紋見下截風關爲輕，中截氣關爲重，上截命關爲尤重耳，直透三關爲大危。

痧疹　痧子_{吳音}　瘄子_{浙江}　疹_{北音}　丹

痧屬陽腑經邪，初起必從表治。症見頭痛，喘急咳嗽，氣粗嘔惡。一日二日卽發者輕，三五日者重。陽病七日外，隱伏不透，邪反內攻，喘不止，必腹痛脹秘悶，危矣。治法宜苦辛清熱，涼膈去硝、黃。

方書謂足陽明胃疹，如雲佈密，或大顆如痘，但無根盤。

方書謂手太陰肺疹，但有點粒，無片片者，用辛散解肌。冬月無汗，壯熱喘急，用麻、杏，如華蓋散、三拗湯。夏月無汗，用辛涼解肌，葛根、前胡、薄荷、防風、香薷、牛蒡、枳、桔、木通之屬。

古人以表邪口渴，卽加葛根，以其升陽明胃津。熱甚煩渴，用石膏辛寒解肌，無汗忌用。

凡瘄疹，辛涼爲宜。連翹辛涼，翹出衆草，能升能清，最利幼科，能解小兒六經諸熱。

春令發痧從風溫。夏季從暑風，暑必兼濕。秋令從熱爍燥氣。冬月從風寒。

疹宜通泄，泄瀉爲順，下痢五色者亦無妨。惟二便不利者，最多凶症，治法大忌止瀉。

痧本六氣客邪，風寒暑濕，必從火化。痧既外發，世人皆云邪透。孰謂出沒之際，升必有降，勝必有復。常有痧外發，身熱不除，致咽啞齦腐，喘急腹脹，下痢不食，煩躁昏沉，竟以告斃者，皆屬裏症不清致變。須分三焦受邪孰多，或兼別病累瘁，須細體認。上焦藥用辛涼，中焦藥用苦辛寒，下焦藥用鹹寒。

上焦藥，氣味宜輕。以肺主氣，皮毛屬肺之合，外邪宜辛勝，裏甚宜苦勝。若不煩渴，病日多，邪鬱不清，可淡滲以泄氣分。

中焦藥，痧火在中，爲陽明燥化，多氣多血，用藥氣味苦寒爲宜。若日多，胃津消爍，苦則助燥劫津，甘寒宜用。

下焦藥，鹹苦爲主。若熱毒下注成痢，不必鹹以耎堅，但取苦味堅陰燥濕。

古人以痧爲經腑之病，忌溫燥澀補，所謂痘喜溫暖，疹喜清涼也。然常有氣弱體虛，表散寒涼非法，淹淹釀成損怯。但陰傷爲多，救陰必扶持胃汁。氣衰者亦有之，急當益氣。稚年陽體，純剛之藥忌用。《幼科方書歌括》曰：赤疹遇清涼而消，白疹得溫暖而解。此"溫"字，即後人酒釀、檉木、粗草紙、木棉紗之屬。雖不可不知，然近年用者多無益。

痧疳，濕盛熱蒸，口舌咽喉疳蝕。若不速治，有穿腮破頰、咽閉喘促告斃矣。治之宜早，外治另有專方。若湯藥方法，必輕淡能解上病，或清散亦可。

痧痢，乃熱毒内陷，與傷寒協熱邪盡則痢止同法。忌升提，忌補澀。輕則分利宣通，重則苦寒解毒。

痘

論痘首推錢仲陽、陳文中二家。錢用寒涼，陳用溫熱，確乎相左。丹溪祖錢非陳，分解毒、和中、安表爲要，以犀角地黃湯爲主方，舉世宗之，莫敢異議。後之萬氏以脾胃爲主，魏氏以保元爲主，皆從二家脫化。費建中救偏，悉以石膏、大黃，胡氏輒投汗下。松江東地，多宗秦鏡明；京口江寧，咸推管橦《保赤》。吾蘇悉遵翁仲仁《金鏡錄》，可謂家喻户曉者，其取長在看，不在於治。看法精確，有可以前知之巧妙。後之翟氏、聶氏，深以氣血盈虧，解毒化毒，分晰闡揚錢、陳底蘊，超出諸家。因分別太多，讀者目眩心慣，不若翁仲仁芻蕘悦口也。然眼目之功，須宗翁氏，而彙治講究，參之諸家可矣。姑舉看法。

大凡發熱三日，而後見標，是其常。即以熱勢參詳見症，定其吉凶。翁仲仁《金鏡錄》甚明，兹不復贅，其未刻悉補入。

傷寒邪由外入，痘子熱從内起，但時邪引動而出，與傷寒兩途。

周歲小兒，初熱即現驚搐昏迷之狀最多。世俗謂驚痘最好，此言未必皆然。方書云：先驚後痘者生，先痘後驚者死。頻頻驚厥，最多悶痘。蓋痘由腎至肝、至心脾及肺，自裏至外，自深及淺。未發之前，痘熱先已内動，目現水晶光芒，腎熱也。

水生木而入肝，木生火而入心，火生土而入脾，土生金而入肺。其先天痘毒，從至陰以達陽，全藉身中元氣領載充長，以化毒爲漿，漿必膿厚蒼老而始結痂。毒已外泄，元氣內返，斯無變症。周歲已內，身小元弱。常有熱一日卽出，亦有順痘，但須看神氣靜躁、熱勢輕重。見點徐徐而出，旣出卽長，熱緩安乳，便是好症。若神氣雖安，熱亦不盛，痘點雖不多，形呆色鈍，或作頭軟足落，脈懶不束筋骨，隱隱歎息，或短氣如喘，或嘔或瀉，最多悶症。

若二三日間，痘苗已長，色亦頗好，竟夜終日煩躁不止，最防隱處發疔及發斑夾疹等症。

一　發熱煩躁，標點雖見，熱躁愈加。細詢無忽，再參兼症。爲六氣鬱過者，從時氣治；爲內傷停滯者，從裏症治。亦有表裏兩解治，亦有下奪者。但下法，寒涼之中，必須活血理氣，防其凝澀冰伏。

初起必三次而出，熱止卽齊，其贈點亦有陸續發出者，須看顏色靈活，生氣頃刻轉機變化爲要。察形辨症，治法用藥，表藥活血疏肌，次則涼血解毒。實熱便閉者，微下之。虛弱氣怯者，忌進疏解寒涼。間有虛寒弱稚，初發身不大熱，四肢皆冷，吐乳瀉乳，痘點不長，聞聲悠悠欲絕，望色慘淡無形，恰在一二朝間。余見程氏女，年甫半齡，佈痘極多，痘形奀，色淡白，前症迭見。近地幼科，僉用荊、防、蒡、蟬、紅花、查肉、木通、胡荽、筍尖之屬，方雖寫而示以凶危。延余診視，余曰：毒重氣虛，法在不治。但身無熱，見症虛寒，不因癘氣表邪，焉用表藥。考萬氏始終以脾胃爲主，以理中湯加丁、桂與服。一劑肢暖嘔止，再服利緩痘起。再用參、歸、鹿茸二服，以錢氏異功散而愈。

凡看痘，先論兒體強弱，辨肌色。如色白多氣虛，色蒼多血熱，形象尫羸有宿病或渴乳。肌柔白嫩者，痘必鮮明；蒼黑皮粗者，色必暗晦；羸瘦病質，色燥形枯。必須辨，依期長養，內症安和。

病軀出痘，即平常無奇，亦難調理。歌訣云：形體羸瘦骨如柴，肌肉枯焦神思衰。遍體鋪排如此痘，縱能漿足亦堪嗟。

一　初見，腰痛足奐，不能起立者死。此毒伏於腎。

一　初見，腹脹胸高，續增喘噦者死。

一　初見，目睛呆瞪，或暗無光，或黑白高低，皆屬緊悶症。

一　初見痘，煩躁不止，即防疔癍，疔必現於隱處，多死。

一　初見痘，痘不續發，癍色深紫，漸變藍黑，六日內死。

一　初見痘，紫癍漸起，痘反隱伏，此名紫癍白悶。

一　初見痘，痘癍間雜，若似洒硃點墨，必死。

已上皆論初見看法，以定凶危。發齊熱退後，皆無諸惡症。翁仲仁云：三日四日，痘出當齊，點至足心，勢方安靜。若論幼小之兒，氣血易周，常有未及三日而發齊者。年長之體，四日以外猶有贈發者。痘子稀少，數不盈百，不必點至足心。仲仁大意，謂發齊安靜，已無慮變症。然須辨明痘形、痘色，是何等呈色。身體強壯，痘屬上中，方可許其無慮。倘幼小弱質，或病後，或帶別病而後佈痘，未可見痘好浪許。再以冬夏氣候審詳，可以百千無悞。

今世用方，初見宜解肌疏表通套法。十六味。

荊芥、四日不用。防風、三日不用。前胡、三日不用。牛蒡、四日不用。紫草、二三日便滑忌。木通、紅花、甘草、赤芍、天蟲、查肉、川芎、連翹、桔梗、廣皮、蟬蛻。三四日不用。

方書中，未見點用升麻葛根湯，今人不用。伍氏方法，見點忌升麻，後人謂葛根表疏亦忌。此輕揚升表通套藥。若裏症，急須兩解。

伍氏方，一二日用羌防透肌湯，今人不用，惡其辛溫氣雄也。一二日壯熱氣促，煩渴便秘，痘粒不發。翁仲仁云：若非風寒壅遏，定是氣虛不振。愚謂：近世佈痘，每盛發於君相風木燥金司令，蓋非火不發也。火鬱發之，升陽散火是已。但前症若裏熱甚重，煎灼脂液，苟非苦寒下奪佐以升表，不能用也，費建中方頗爲中的。

石膏、大黃、連翹、赤芍、青皮、腹痛用。查肉、花粉、紫草、木通、丹皮、辛涼入血。犀角。辛涼通血。發齊後用黃連。

凡寒涼清火解毒，必佐活血疏暢，恐凝滯氣血也。

實熱便秘通用：涼膈、通聖、前胡枳殼湯、四順清涼飲。

痘四日發足，伍氏遵古方，用牛蒡熟末三分，用荸薺汁、酒釀燉熱調勻，臨服，刺入生雞冠血十餘滴與服，毒輕者卽起光潤之色，世皆宗之。

發齊已四五日，用涼血解毒湯，伍氏名四聖飲，非扁鵲原方。

生地、連翹、銀花、紅花、甘草、天蟲、桔梗、紫草。便滑用紫鉚①。

血熱加丹皮、犀角；火盛加黃連、石膏、羚羊角；有癍加金汁、元參；頭面不起加川芎、雞冠血；咽喉痛加射干、元參、山豆根；狂亂躁擾加地龍汁；毒重血凝加豬尾血、冰片。量兒大小用。

_____

① 鉚：原作“銚”，中藥名無“紫銚”，當是形誤，此據文義改。周氏醫學叢書無此五字。

近世涼血解毒多用地丁、銀花湯煎藥。

凡看痘，初起要根盤，其痘易長綻，倘尖瘦不肥多險。成漿之後，務要根盤，卽化一綫，圈紅緊附，頂滿滾圓，是爲毒化。若頂陷、頂皺，根盤黯殭，其毒與血氣交凝。實宜攻，虛宜補。

實火宜清，攻不宜早。看來火色大赤，痘形色濕潤，方可攻托。否則搔擦立至，乾剝毒陷不治。

虛有血虛、氣虛之分，血虛爲熱，氣虛爲寒。但虛熱與實熱不同，虛熱用滋清方藥。

痘頂屬氣，根盤屬血，氣領血載，毒得煅煉化漿。凡體強質實者多火，以清涼之劑，火解漿成。悞補則癰，癰者壅也。其氣虛血弱，色必淡白，形不雄偉，或頂陷，或皮皺，內症則惡心，少食，便溏。年少未進穀食者，腸胃薄劣，最多虛症。七日以來，元氣用事，不能勝毒，使之外出，多有內陷致變者。余最究心是症，調之應手取效，魏氏保元湯、聶氏參歸鹿茸湯、陳氏木香異功散。腸滑不禁，用七味豆蔻丸、白术散、理中湯，多獲奇效。甚者必用三服。

大凡兒肌白嫩者多虛症，蒼黑者多實火。雖爲大概，亦屬至要。白嫩發痘，色必鮮艷，勿謂便是善症；蒼黑發痘，色必晦昧，勿便許爲凶。總以神氣安靜，顏色日換，形象漸長便吉。

六七日，伍氏內托散。

生黃芪、甘草、陳皮、川芎、當歸、白糯米、防風、天蟲、角刺、銀花。

血熱者不用芪、防、芎、歸。表疏者去天蟲、角刺。血熱仍用丹皮、地黃、紫草、連翹、羚羊角。

豬尾、雞冠、雞鳴散，達表之藥；豬尾膏，通裏之藥。

保元湯：人參、黃芪、炙草。加川芎、當歸，名芎歸保元。

虛寒加肉桂。升頂加鹿茸。

氣滯，正氣加廣皮、厚朴。瀉加木香、肉果。質弱加坎炁、河車。嘔逆加丁香、厚朴。

參歸鹿茸湯：人參、當歸、鹿茸、黃芪、龍眼肉、炙草。

木香散：人參、木香、丁香、大腹皮、桂心、青皮、訶子、半夏、甘草、前胡、赤苓。

異功散：人參、木香、官桂、廣皮、當歸、茯苓、丁香、白术、附子、肉果①、厚朴、半夏。

豆蔻丸：肉果、木香、砂仁、枯礬、訶子、龍骨、赤石脂。

白术散：四君加藿香、木香。

七八九日，頻用清涼，痘火色既退，漿不能透，或有半漿，頂有箬笠之形，不克充灌。今人多用桑蟲漿生用、雞冠血生用，同酒漿和服。倘攻起，少頃後呆滯者，須用補托。

伍氏攻發藥，用老人牙煅研極細，加麝香少許，每服二三分，名黑靈丹。

右天蟲乃疏表風藥，山甲乃攻經隧風藥，一味爲末，酒漿服，曰獨勝散。

凡蟲蟻皆攻，無血者走氣，有血者走血。飛者升，地行者降。凡漿足、聲音啞者不妨，驟喘痰升者大忌。翁仲仁云：挫喉聲啞，漿行飽滿亦無妨。蓋痘漿因熱氣以煉成，必升騰以達頭面。肺位最高，熱上蒸迫，肺先受損，是以聲出不揚。倘喘急扶肚攮胸，乃火毒歸肺，必不治矣。

火毒歸肺，幼科每用珠子、牛黃、膏、連之屬，多不效。余遵孫真人葦莖湯或仲景葶藶大棗湯，間有效者。肺氣壅遏，苦

---

① 果：周氏醫學叢書本作“桂”。

寒直下,已過病所,故無效。

方書以六七日已前寒戰屬肺熱,六七日已後寒戰屬氣虛。六七日已前咬牙屬胃熱,六七日已後咬牙屬血虛。亦屬定論。

八九日,癢塌咬牙,痘不起漿,或灰白,或涸,或癟,危險極矣。速速溫補,亦可望生。翁仲仁云:塌陷咬牙,便實聲清猶可治。聲清則上無熱壅痰聚,便實則腑陽未至盡泄,所以溫補得效耳。木香散、異功散。

八九日,順痘漿色蒼黃,毒氣悉化,亦云垂成,須緊防護持。搔損流膿裂血,倘正氣大泄,毒從虛陷,常有不治之患。斯時預囑伴母勿懈,使痂靨乾結,肌肉完固,便是全功。若痘已破碎,聲不啞者,毒不陷也,無妨。

伍氏方用芍藥湯:炒白芍、苡仁、茯苓、地骨皮、銀花、百合、山藥、建蓮。

十一二日,漸次成痂之際,極好之症。必有咳嗽,或夜暮身熱。世俗幼科,僉云毒氣未盡,概投苦寒,多有胃減廢食,釀成痘勞童怯者。吾嘗論痘自腎臟骨髓之中,由肝主筋,心主血脉,脾主肌肉,肺主皮毛,從內之外,毒乃渙釋。收疤之時,真氣歸裏,肺合皮毛,是爲末傳,處位高,體清肅。從前灌脹成痂,蒸迫之氣,受虧已極,氣泄爲咳矣。況投利濕下注藥而結痂,其上焦已經轉燥,若毒仍留伏,焉能收靨?此斷斷然也。再論幼稚,陽常有餘,陰未充長。佈痘至於結痂,一身脂液大損,其陰氣告匱可知。故暮夜屬陰時,爲煩爲熱者,正《內經》云"陰虛生內熱"也。昔西郊吳氏女,年甫四歲,痘係順症。幼科調治,至漿滿成痂之日,忽發煩躁。夜熱不寐,晨起安然。醫用保元及錢氏五味異功加芍藥與服,熱躁益加。又更一醫,曰毒氣未盡,乃誤補之故,用桑蟲漿暨涼解藥,服後燥熱甚,而添泄瀉。邀余視之，睹漿痂形色，詢平素起居。時日當午，即用六味地黃湯一服而安。此二條，人多忽而不究，故辨及之。旬朝後嗽，大法以甘寒生津胃藥：蔗漿、麥冬、沙參、綠豆皮、地骨皮、甘草、玉竹、甜杏仁。

解餘毒藥，全以不傷胃氣為主。若用芩、連，必須酒制，翟、聶二氏辨之詳矣。平和無奇，斷不敗事，如三豆飲之屬。若金銀花一味，本草稱解毒不寒，余見脾胃虛弱者，多服即瀉。伍氏用連翹飲子，亦取平和。

痘毒癰瘍，熱症十有七八，虛寒十有二三。甚至骨出腐敗，亦有愈者。但外科大忌用火煉升藥。其診看之法，亦如瘍毒，須分陰陽耳。

痘疳濕盛生熱，強者用苦寒清降，以苦能去濕也。若阻咽廢食，以及穿腮破頰者，難治。

年長出痘，男女欲火已動。其初即現膝痛腰酸，咽喉窒痛欲閉，苦辛寒藥必不效驗。宜甘鹹寒，滋水制火，佐以解毒。六七日來，痛勢日緩，聶氏有參麥清補方，余每用錢氏六味加龜膠、元參、秋石，獲效者甚多。

若漿不肯起，頻吐粘涎者，凶。

凡惡痘，凶危瞬刻。如諸悶症，不過三五日。已發而縮，其危最速，總在七日內。再若蒙頭、鎖喉、懸鏡、纏腰、蜘窠、蠶種等，為十惡症。其袁氏十八惡症，今人未嘗齒及。如此等痘，治之無益，徒招怨尤。更有糖沙夾癍，十朝危期。又根枝雖好，佈於歲內幼小之兒，必八九風波不治。半漿毒陷之變，必斃於十一二四之期。若能食者，十救一二。

痘至八九旬日外無漿，則裏毒不化，必嗆啞、瘙癢、痰潮、不食、眼開，條欸難以盡言，危期速矣。常有忽然連串成片之痘，裂水形如松脂、桃膠外露，轉眼堆聚，內症漸安，變凶轉吉。更有旬朝內外，乾板涸如焦鍋巴狀，毫無生氣，忽從地角、承漿諸處裂縫流臭水，漸升頭額，堆腫高厚若糊臉，名曰發臭，毒泄卽當補托，遲則氣脫。

驚

小兒倉猝驟然驚搐，古曰陽癇，從熱症治，古人用涼膈散爲主方。

按：急驚屬陽，熱病用涼膈，以清膈間無形之熱。膈上邪熱逼近膻中，絡閉則危殆矣。此宣通乃一定之法，然必詢病因、察時候治之。

幼科以痰、熱、風、驚四治，猶可説也。吾鄉有專科，立方鉤藤、連翹、木通、薄荷、前胡、枳殼、桔梗，加入表散消食，多不效驗。

驚爲七情，內應乎肝。肝病發驚駭，木強火熾，其病動不能靜。且火內寄肝膽，火病來必迅速。後世龍、薈、芩、連，必加冰、麝、硝、黃，取其苦寒直降，鹹苦走下，辛香通裏竅之閉也。如牛黃丸、至寶丹、紫雪，皆可選用。凡熱邪塞竅，神迷昏憒者，倣此。

鉤藤、丹皮之屬，僅泄少陽膽熱，與急驚暴熱內閉之症無益。若火熱劫爍血液，苦寒、鹹寒不中與也，宜用犀角地黃湯之屬。

方書有鎮墜金石之藥，有攻風劫痰之藥，雖非常用，不可不考。

驚與厥，皆逆亂之象。仲景云：蛔厥都從驚恐得之。凡吐蛔，腹痛，嘔惡，明是肝木犯胃，幼醫亂治，束手告斃。余宗仲景法，每效。

慢驚古稱陰癇，其治法急培脾胃，理中湯爲主方。有痰嘔吐，用南星、白附子、六君子湯。聲音不出，開竅，如竹瀝、薑汁、菖蒲根、鬱金之屬。

是病皆他病致變，其因非一。有過飢禁食氣傷，有峻藥強灌傷胃，有暴吐暴瀉脾胃兩敗。其症面青皖白，身無熱，雖熱不甚，短氣骨耎，昏倦如寐，皆溫補治之。惟嘔逆不受乳食，溫補反佐薑、連。連理湯、錢氏益黃散、錢氏異功散。

疳

稚年五疳，猶大方之五勞。雖方書有五臟之分，是症夏令爲多，固從脾胃。蓋小兒乳食雜進，運化不及，初斷乳後，果腥雜進，氣傷滯聚，致熱蒸於裏，肌肉消瘦，腹大肢細，名曰丁奚。或善食，或不嗜食，或渴飲無度，或便瀉白色。久延不已，多致凶危。宜忌食生冷腥肥凝滯。治法：初用清熱和中分利，次則疏補佐運。常有繼病，治之無效，待妊婦産過自愈者①。

夏季霍亂吐瀉，通用藿香正氣散。

水瀉宜分利，四苓散。寒加薑、桂，熱用芩、連。

---

① 常有繼病，治之無效，待妊婦産過自愈者：其中"繼"字，當作"魃"。魃病，指小兒未滿周歲，母親再次懷妊，而使小兒瘦弱痿瘁，毛髮枯燥。古人認爲此與鬼神嫉妒作祟有關。《太平聖惠方》卷八十八："治小兒生十餘月後，母又有娠，令兒精神不爽，身體萎瘁，名爲魃病。"故曰"待妊婦産過自愈"。

腹痛宜疏氣、調氣,用木香、青皮。有滯加炒查肉、厚朴,重則加萊菔子、檳榔。

腹痛有熱,用芩、芍、枳實,有寒則用草果、砂仁、吳萸。

吐瀉後,能食,便反秘結者愈。不能食,神怯色萎者,防慢驚,治法調中溫中。若有餘熱煩渴,甘寒或甘酸救津,故木瓜之酸,制暑通用要藥。

春溫　風溫

春月暴暖忽冷,先受溫邪,繼爲冷束,咳嗽痰喘最多。辛解忌溫,只用一劑,大忌絕穀。若甚者,宜晝夜豎抱勿倒三四日。夫輕爲咳,重爲喘,喘急則鼻掀胸挺。

春溫皆冬季伏邪,詳于大方諸書。幼科亦有伏邪,治從大方。然暴感爲多,如頭痛,惡寒發熱,喘促鼻塞,身重,脉浮,無汗,原可表散。春令溫舒,辛溫宜少用。陽經表藥,最忌混亂。至若身熱咳喘有痰之症,只宜肺藥辛解。瀉白散加前胡、牛蒡、薄荷之屬,消食藥只宜一二味。若二便俱通者,消食少用。須辨表裏、上中下何者爲急施治。

春季溫暖,風溫極多,溫變熱最速。若發散風寒消食,劫傷津液,變症尤速。

初起咳嗽喘促,通行用:薄荷、汗多不用。連翹、象貝、牛蒡、花粉、桔梗、沙參、木通、枳殼、橘紅、桑皮、甘草、山梔、泄瀉不用。蘇子。瀉不用降氣。

表解熱不清,用:黃芩、連翹、桑皮、花粉、地骨皮、川貝、知母、山梔。

裏熱不清，早上涼，晚暮熱，卽當清解血分，久則滋清養陰。若熱陷神昏，痰升喘促，急用牛黃丸、至寶丹之屬。

按：風溫乃肺先受邪，遂逆傳心包，治在上焦，不與清胃攻下同法。吾鄉幼科當此，初投發散消食，不應，改用柴、芩、瓜蔞、枳實、川連，再下奪不應，多致危殆，皆因不明手經之病耳。

若寒痰阻閉，亦有喘急胸高，不可與前法。用三白吐之，或妙香丸。

暑　熱

暑邪必挾濕，狀如外感風寒，忌用柴、葛、羌、防。如肌表熱無汗，辛涼輕劑無悮。香薷辛溫氣升，熱伏易吐，佐苦降，如杏仁、川連、黃芩，則不吐。宣通上焦，如杏仁、連翹、薄荷、竹葉。暑熱深入，伏熱煩渴，白虎湯、六一散。

暑邪首用辛涼，繼用甘寒，後用酸泄斂津，不必用下。

暑病頭脹如蒙，皆濕盛生熱，白虎、竹葉。酒濕食滯，加辛溫通裏。

小兒發熱，最多變蒸之熱，頭緒煩，不能載，詳於《巢氏病源》矣。然春溫夏熱，秋涼冬寒，四季中傷爲病，當按時論治。其內傷飲食治法，不宜混入表藥。消滯宜用丸藥，潔古、東垣已詳悉。

溫熱經緯　卷三

海寧王士雄孟英　纂

定州楊照藜素園

烏程汪曰楨謝城　評

錢塘許蘭身芷卿　參

葉香巖外感溫熱篇

　　章虛谷曰：仲景論六經外感，止有風寒暑濕之邪，論溫病由伏氣所發，而不及外感，或因書有殘闕，皆未可知。後人因而穿鑿附會，以大青龍、越脾等湯證治爲溫病，而不知其實治風寒化熱之證也。其所云太陽病發熱而渴爲溫病，是少陰伏邪出於太陽，以其熱從內發，故渴而不惡寒。若外感溫病，初起卻有微惡寒者，以風邪在表也，亦不渴，以內無熱也，似傷寒而實非傷寒，如辨別不清，多致誤治，因不悟仲景理法故也。蓋風爲百病之長，而無定體，如天時寒冷，則風從寒化而成傷寒，溫暖則風從熱化而爲溫病，以其同爲外感，故證狀相似，而邪之寒熱不同，治法迥異，豈可混哉？二千年來，紛紛議論，不能剖析明白。我朝葉天士，始辨其源流，明其變化，不獨爲後學指南，而實補仲景之殘闕，厥功大矣。爰釋其義，以便覽焉。

溫邪上受，首先犯肺，逆傳心包。肺主氣，屬衛；心主血，屬營。辨營衛氣血雖與傷寒同，若論治法，則與傷寒大異也。

華岫雲曰：邪從口鼻而入，故曰上受。但春溫冬時伏寒藏于少陰，遇春時溫氣而發，非必上受之邪也，則此所論溫邪，乃是風溫、濕溫之由於外感者也。

吳鞠通曰：溫病由口鼻而入，自上而下，鼻通於肺，肺者皮毛之合也。《經》云：皮應天，爲萬物之大表。天屬金，人之肺亦屬金。溫者火之氣，風者火之母，火未有不克金者，故病始於此。

諸邪傷人，風爲領袖，故稱百病之長，卽隨寒熱溫涼之氣變化爲病，故《經》言其善行而數變也。身半以上，天氣主之，爲陽；身半以下，地氣主之，爲陰。風從寒化屬陰，故先受於足經；風從熱化屬陽，故先受於手經。所以言溫邪上受，首先犯肺者，由衛分而入肺經也。以衛氣通肺，營氣通心，而邪自衛入營，故逆傳心包也。《內經》言心爲一身之大主而不受邪，受邪則神去而死。凡言邪之在心者，皆心之包絡受之，蓋包絡爲心之衣也。心屬火，肺屬金，火本克金，而肺邪反傳於心，故曰逆傳也。風寒先受於足經，當用辛溫發汗。風溫先受於手經，宜用辛涼解表。上下部異，寒溫不同，故治法大異，此傷寒與溫病，其初感與傳變，皆不同也。不標姓氏者，皆章氏原釋。

雄按：《難經》從所勝來者爲微邪，章氏引爲逆傳心包解，誤矣。蓋溫邪始從上受，病在衛分，得從外解，則不傳矣。第四章云不從外解，必致裏結，是由上焦氣分以及中下二焦者，爲順傳。惟包絡上居膻中，邪不外解，又不下行，易於襲入，是以內陷營分者，爲逆傳也。然則溫病之順傳，天士雖未點出。

楊云：肺與心相通，故肺熱最易入心，天士有見於此，故未言順傳而先言逆傳也。而細繹其議論，則以邪從氣分下行爲順，邪入營分內陷爲逆也。楊云：二語最精確。汪按：既從氣分下行爲順，是必非升提所宜矣。俗醫輒云防其內陷，妄用升提，不知此內陷乃邪入營分，非真氣下陷可比。苟無其順，何以爲逆？章氏不能深究，而以生克爲解，既乖本旨，又悖經文，豈越人之書，竟未讀耶？

　　蓋傷寒之邪，留戀在表，然後化熱入裏，溫邪則熱變雄按：唐本作“化熱”。最速。未傳心包，邪尚在肺，肺主氣，其合皮毛，唐本作“肺合皮毛而主氣”。故云在表，在表唐本無此二字。初用辛涼何以首節章釋改辛平，今訂正之。輕劑，挾風則加入唐本無“則”“入”二字。薄荷、牛蒡之屬，挾濕加蘆根、滑石之流，或透風於熱外，或滲濕於熱下，不與熱相搏，勢必孤矣。

　　傷寒邪在太陽，必惡寒甚，其身熱者，陽鬱不伸之故，而邪未化熱也。傳至陽明，其邪化熱，則不惡寒，始可用涼解之法。若有一分惡寒，仍當溫散，蓋以寒邪陰凝，故須麻桂猛劑。若溫邪爲陽，則宜輕散，倘重劑大汗而傷津液，反化燥火，則難治矣。始初解表用辛涼，須避寒凝之品，恐遏其邪，反不易解也。或遇陰雨連縣，濕氣感於皮毛，須解其表濕，使熱外透易解，否則濕閉其熱而內侵，病必重矣。其挾內濕者，清熱必兼滲化之法，不使濕熱相搏，則易解也。略參拙意。

　　不爾，風挾溫熱而燥生，清竅必乾，謂水主之氣不能上榮，兩陽相劫也。濕與溫合，蒸鬱而蒙蔽於上，清竅爲之壅塞，濁邪害清也。其病有類傷寒，其唐本無此字。驗之之法：傷寒多有變證，溫熱雖久，在一經不移，以此爲辨。唐本作“總在一經爲辨”，章本作“少傳變”爲“辨”，較妥。

　　胃中水穀，由陽氣化生津液，故陽虛而寒者，無津液上升；停飲於胃，遏其陽氣，亦無津液上升，而皆燥渴，仲景已備論之。此言風熱兩陽邪劫其津液而成燥渴，其因各不同，則治法迥異也。至風雨霧露之邪，受于上焦，與溫邪蒸鬱，上蒙清竅，如仲景所云頭中寒濕，頭痛鼻塞，納藥鼻中一條，雖與溫邪蒙蔽相同，又有寒熱不同也。傷寒先受於足經，足經脉長而多傳變。溫邪先受於手經，手經脉短，故少傳變。是溫病傷寒之不同，皆有可辨也。

雄按：上第一章，統言風溫、濕溫與傷寒證治之不同，而章氏分三節以釋之也。

前言辛涼散風，甘淡驅濕，若病仍不解，是漸欲入營也。營分受熱，則血液受章本作"被"。劫，心神不安，夜甚無寐。成瘢點隱隱，卽撤去氣藥。如從風熱陷入者，用犀角、竹葉之屬。如從濕熱陷入者，唐本者下有"用"字。犀角、花露之品，參入涼血清熱方中。若加煩躁，大便不通，金汁亦可加入。老年或平素有寒者，以人中黃代之，急急唐本作"速"。透瘢爲要。

熱入于營，舌色必絳。風熱無濕者，舌無苔，或有苔亦薄也；熱兼濕者，必有濁苔而多痰也。然濕在表分者亦無苔，雄按：亦有薄苔。其脉浮部必細澀也。此論先生口授及門，以吳人氣質薄弱，故用藥多輕淡，是因地制宜之法，與仲景之理法同而方藥不同。或不明其理法，而但仿用輕淡之藥，是效顰也。或又以吳又可爲宗者，又謂葉法輕淡如兒戲不可用。是皆坐井論天者也。雄按：又可亦是吳人。

雄按：仲景論傷寒，又可論疫證，麻桂、達原不嫌峻猛。此論溫病，僅宜輕解。況本條所列，乃上焦之治，藥重則過病所。吳茭山云：凡氣中有熱者，當行清涼薄劑。吳鞠通亦云：治上焦如羽，非輕不舉也。觀後章論中下焦之治，何嘗不用白虎、承氣等法乎？章氏未深探討，曲爲蓋護，毋乃視河海爲不足，

而欲以涙益之耶？華岫雲嘗云：或疑此法僅可治南方柔弱之
軀，不能治北方剛勁之質。余謂不然。其用藥有極輕清、極平
淡者，取效更捷。苟能悟其理，則藥味分量，或可權衡輕重。
至於治法，則不可移易。蓋先生立法之所在，卽理之所在，不
遵其法，則治不循理矣。南北之人，強弱雖殊，感病之由則一
也。其補瀉溫涼，豈可廢繩墨而出範圍之外乎？況姑蘇商旅
雲集，所治豈皆吳地之人哉！不必因其輕淡而疑之也。又葉
氏《景岳發揮》云：西北人亦有弱者，東南人亦有強者，不可執
一而論。故醫者必先議病而後議藥。上焦溫證，治必輕清，此
一定不易之理法。天士獨得之心傳，不必章氏曲爲遮飾也。

汪按：急急透癍，不過涼血清熱解毒，俗醫必以胡荽、浮
萍、櫻桃核、西河柳爲透法，大謬。

若癍出熱不解者，胃津亡也，主以甘寒，重則如玉女煎，唐
本無"如"字。**輕則如梨皮、蔗漿之類。或其人腎水素虧，雖未
及下焦**，唐本"雖"上有"病"字。**先自彷徨矣。**唐本作"每多先事彷
徨"。**必驗之于舌**，唐本"必"上有"此"字。**如甘寒之中，加入鹹
寒，務在先安未受邪之地，恐其陷入易易**唐本無此二字。**耳。**

尤拙吾曰：蘆根、梨汁、蔗漿之屬，味甘涼而性濡潤，能使
肌熱除而風自息，卽《內經》"風淫於內，治以甘寒"之旨也。癍
出則邪已透發，理當退熱，其熱仍不解，故知其胃津亡，水不濟
火，當以甘寒生津。若腎水虧者，熱尤難退，故必加鹹寒，如元
參、知母、阿膠、龜板之類，所謂"壯水之主，以制陽光"也。如
仲景之治少陰傷寒，邪本在經，必用附子溫臟，卽是先安未受
邪之地，恐其陷入也。熱邪用鹹寒滋水，寒邪用鹹熱助火，藥
不同而理法一也。驗舌之法詳後。

雄按：此雖先生口授及門之論，然言簡意該，不可輕移一

字。本條主以甘寒，重則如玉女煎者，言如玉女煎之石膏、地黃同用，以清未盡之熱，而救已亡之液。以上文曾言邪已入營，故變白虎加人參法，而爲白虎加地黃法。楊云：慧心明眼，絶世聰明。不曰白虎加地黃，而曰如玉女煎者，以簡捷爲言耳。唐本删一"如"字，徑作"重則玉女煎"，是印定爲玉女煎之原方矣。鞠通、虛谷因而襲誤。豈知胃液雖亡，身熱未退，熟地、牛膝安可投乎？余治此證，立案必先正名，曰白虎加地黃湯，斯爲清氣血兩燔之正法。至必驗之於舌，乃治溫熱之要旨，故先發之於此，而後文乃詳言之。唐氏於"必"上加一"此"字，則驗舌之法，似僅指此條言者。可見一言半語之間，未可輕爲增損也。汪按：此條辨析甚當，心細如髮，斯能膽大於身也。

若其邪始終在氣分流連者，可冀其戰汗透邪，法宜益胃，令邪與汗併，熱達腠開，邪從汗出。解後胃氣空虛，當膚冷一晝夜，待氣還自溫暖如常矣。蓋戰汗而解，邪退正虛，陽從汗泄，故漸膚冷，未必卽成脫證。此時宜令病者唐本無此三字。安舒靜臥，以養陽氣來復，旁人切勿驚惶，頻頻呼喚，擾其元神，唐本作"氣"。使其煩躁。唐本無此句。但診其脉，若虛軟和緩，雖倦臥不語，汗出膚冷，卻非脫證。若脉急疾，躁擾不臥，膚冷汗出，便爲氣脫之證矣。楊云：辨證精悉。更有邪盛正虛，不能一戰而解，停一二日再戰汗而愈者，不可不知。

魏柳洲曰：脉象忽然雙伏，或單伏，而四肢厥冷，或爪甲青紫，欲戰汗也，宜熟記之。

邪在氣分，可冀戰汗。法宜益胃者，以汗由胃中水穀之氣所化，水穀氣旺，與邪相併而化汗，邪與汗俱出矣。故仲景用桂枝湯治風傷衛，服湯後，令啜稀粥，以助出汗。若胃虛而發戰，邪不能出，反從內入也。故要在辨邪之淺深，若邪已入內而助胃,是助邪反害矣。故如風寒溫熱之邪,初在表者,可用助胃以托邪。若暑疫等邪,初受即在膜原而當胃口,無助胃之法可施,雖虛人亦必先用開達。若誤補,其害匪輕也。戰解後,膚冷復溫,亦不可驟進補藥,恐餘邪未淨復熾也。至氣脫之證,尤當細辨。若脉急疾,躁擾不臥,而身熱無汗者,此邪正相爭,吉凶判在此際。如其正能①勝邪卻,即汗出身涼,脉靜安臥矣。儻汗出膚冷,而脉反急疾,躁擾不安,即爲氣脫之候。或汗已出,而身仍熱,其脉急疾而煩躁者,此正不勝邪,即《內經》所云陰陽交,交者死也。

雄按:右第二章以心肺同居膈上,溫邪不從外解,易於逆傳,故首節言內陷之治,次明救液之法,末言不傳營者,可以戰汗而解也。第邪既始終流連氣分,豈可但以初在表者爲釋?蓋章氏疑益胃爲補益胃氣,故未能盡合題旨。夫溫熱之邪,迥異風寒,其感人也,自口鼻入,先犯於肺,不從外解則裏結,而順傳於胃。胃爲陽土,宜降宜通,所謂腑以通爲補也,故下章即有分消走泄,以開戰汗之門戶云云。可見益胃者,在疏瀹其樞機,灌漑湯水,俾邪氣鬆達,與汗偕行,則一戰可以成功也。楊云:此與章注均有至理,不可偏廢。學者兼觀並識,而于臨證時擇宜而用之,則善矣。即暑疫之邪在膜原者,治必使其邪熱潰散。真待將戰之時,始令多飲米湯或白湯以助其作汗之資,審如章氏之言,則疫證無戰汗之解矣。且戰汗在六七朝,或旬餘者居多,豈竟未之見耶? 若待補益而始戰解者,間亦有之,以其正氣素弱耳,然亦必非初在表之候也。

再論氣病有不傳血分而邪留三焦,亦如唐本作"猶之"。**傷**

---

① 能:崇文書局本無此字。

寒中少陽病也。彼則和解表裏之半，此則分消上下之勢，隨證變法，如近時杏、朴、芩等類，或如溫膽湯之走泄。因其仍在氣分，猶可望其唐本作"猶有"。戰汗之門户，轉瘧之機括。唐本有"也"字。

沈堯封曰：邪氣中人，所入之道不一，風寒由皮毛而入，故自外漸及於裏；溫熱由口鼻而入，伏於脾胃之膜原，與胃至近，故邪氣向外，則由太陽、少陽轉出，邪氣向裏，則徑入陽明。

《經》言：三焦膀胱者，腠理毫毛其應。而皮毛爲肺之合，故肺經之邪，不入營而傳心包，卽傳于三焦，其與傷寒之由太陽傳陽明者不同。傷寒傳陽明，寒邪化熱，卽用白虎等法，以陽明陽氣最盛故也。凡表裏之氣，莫不由三焦升降出入，而水道由三焦而行，故邪初入三焦，或胸脅滿悶，或小便不利，此當展其氣機，雖溫邪不可用寒涼遏之，如杏、朴、溫膽之類，辛平甘苦以利升降而轉氣機，開戰汗之門户，爲化瘧之丹頭，此中妙理，非先生不能道出，以啓後學之性靈也。不明此理，一聞溫病之名，卽亂投寒涼，反使表邪內閉，其熱更甚，於是愈治而病愈重，至死而不悟其所以然，良可慨也！

雄按：章氏此釋，於理頗通，然于病情尚有未協也。其所云分消上下之勢者，以杏仁開上，厚朴宣中，茯苓導下，似指濕溫，或其人素有痰飲者而言，故溫膽湯亦可用也。楊云：此釋精確，勝章注遠甚。試以《指南》溫濕各案參之自見。若風溫流連氣分，下文已云到氣纔可清氣。所謂清氣者，但宜展氣化以輕清，如梔、芩、蔞、葦等味是也。雖不可遽用寒滯之藥，而厚朴、茯苓亦爲禁劑。彼一聞溫病，卽亂投寒涼，固屬可慨。汪按：今人畏涼藥，并輕清涼解，每多疑慮。至溫補升燥，則恣用無忌，實此等醫人階之屬也。而不辨其有無濕滯，槪用枳、朴，亦豈無遺憾乎？

至轉瘧之機括一言，原指氣機通達，病乃化瘧，則爲邪殺也，從此迎而導之，病自漸愈。奈近日市醫，既不知溫熱爲何病，柴、葛、羌、防，隨手浪用，且告病家曰：須服幾劑柴胡，提而爲瘧，庶無變端。病家聞之，無不樂從。雖至危殆，猶曰提瘧不成，病是犯真，故病家死而無怨，醫者誤而不悔，彼此夢夢，亦可慨也夫。汪按：此辨尤精當明析，切中時弊。

又按：五種傷寒，惟感寒卽病者爲正傷寒，乃寒邪由表而受，治以溫散，尤必佐以甘草、薑、棗之類，俾助中氣以托邪外出，亦杜外邪而不使內入。倘邪在半表半裏之界者，治宜和解，可使轉而爲瘧，其所感之風寒較輕，而入于少陽之經者，不爲傷寒，則爲正瘧，脉象必弦，皆以小柴胡湯爲主方。設冬傷於寒而不卽病，則爲春溫夏熱之證，其較輕者，則爲溫瘧、癉瘧，軒岐、仲景皆有明訓，何嘗概以小柴胡湯治之耶？若感受風溫、濕溫、暑熱之邪者，重則爲時感，輕則爲時瘧，而溫熱、暑濕諸感證之邪氣流連者，治之得法，亦可使之轉瘧而出。統而論之，則傷寒有五，瘧亦有五，蓋有一氣之感證，卽有一氣之瘧疾，不過重輕之別耳。今世溫熱多而傷寒少，故瘧亦時瘧多而正瘧少。溫熱暑濕既不可以正傷寒法治之，時瘧豈可以正瘧法治之哉？其間二日而作者，正瘧有之，時瘧亦有之，名曰三陰瘧，以邪入三陰之經也，不可誤解爲必屬陰寒之病。醫者不知五氣皆能爲瘧，顢頇施治，罕切病情。故世人患瘧，多有變證，或至纏緜歲月，以致俗人有瘧無正治，疑爲鬼祟等說。然以徐洄溪、魏玉橫之學識，尚不知此，況其他乎？惟葉氏精於溫熱、暑濕諸感，故其治瘧也，一以貫之，余師其意，治瘧尟難愈之證。曩陳仰山封翁詢余曰：君何治瘧之神哉，殆別有秘授也？余謂：何秘之有？第不惑於昔人之謬論，而辨其爲風溫，爲濕溫，爲暑熱，爲伏邪，仍以時感法清其源耳！近楊素園大令重刻余案評云：案中所載多溫瘧、暑瘧，故治多涼解，但溫瘧、暑瘧雖宜涼解，尤當辨其邪之在氣在營也。繆仲淳善治暑瘧，而用當歸、牛膝、鱉甲、首烏等血分藥，于陽明證中亦屬非法。若濕溫爲瘧，與暑邪挾濕之瘧，其濕邪尚未全從熱化者，極要留意。況時瘧之外，更有瘀血、頑痰、陽維爲病等證，皆有寒熱如瘧之象，最宜諦審。案中諸治略備，閱者還須于涼解諸法中，縷析其同異焉。

　　大凡看法，衛之後方言氣，營之後方言血。在衛，汗之可也；到氣，才可唐本作"宜"。**清氣，入營**唐本作"乍入營分"。**猶可透熱轉氣，**唐本作"仍轉氣分而解"。**如犀角、元參、羚羊角等物。**唐本有"是也"二字。**入血**唐本作"至入於血"。**就**唐本作"則"，**恐耗血動血，直須涼血散血，如生地、丹皮、阿膠、赤芍等物。**唐本有"是也"二字。**否則，**唐本作"若"。**前後**唐本無此二字。**不循緩急之法，慮其動手便錯，**唐本有"耳"字。**反致慌張矣。**唐本無此句。

　　仲景辨六經證治，於一經中，皆有表裏淺深之分。溫邪雖與傷寒不同，其始皆由營衛，故先生于營衛中，又分氣血之淺深，精細極矣。凡溫病初感，發熱而微惡寒者，邪在衛分。不惡寒而惡熱，小便色黃，已入氣分矣。若脉數舌絳，邪入營分。若舌深絳，煩擾不寐，或夜有譫語，已入血分矣。邪在衛分，汗之宜辛涼輕解。雄按：首章本文云：初用辛涼輕劑。華岫雲注此條云：辛涼開肺，便是汗劑。章氏注此云：宜辛平表散，不可用涼，何謬妄乃爾？今特正之。**清氣熱不可寒滯，反使邪不外達而內閉，則病重矣。故雖入營，猶可開達，轉出氣分而解。倘不如此細辨施治，動手便錯矣。故先生爲傳仲景之道脉，迥非諸家之立言所能及也。**雄按：誠如君言，何以屢屢擅改初用辛涼之文乎？

雄按:外感溫病,如此看法,風寒諸感無不皆然。此古人未達之旨,近惟王清任知之。若伏氣溫病,自裏出表,乃先從血分而後達於氣分。芷卿云:論伏氣之治,精識直過前人,然金針雖度,其如粗工之聾瞶何? 故起病之初,往往舌潤而無苔垢,但察其脉,奭而或弦,或微數,口未渴而心煩惡熱,卽宜投以清解營陰之藥。迨邪從氣分而化,苔始漸布①,然後再清其氣分可也。伏邪重者,初起卽舌絳咽乾,甚有肢冷脉伏之假象,亟宜大清陰分伏邪。繼必厚膩黃濁之苔漸生,此伏邪與新邪先後不同處。更有邪伏深沉,不能一齊外出者,雖治之得法,而苔退舌淡之後,逾一二日舌復乾絳,苔復黃燥,正如抽蕉剝繭,層出不窮,不比外感溫邪,由衛及氣,自營而血也。楊云:閱歷有得之言,故語語精實,學者所當領悉也。秋月伏暑證,輕淺者邪伏膜原,深沉者亦多如此。苟閱歷不多,未必知其曲折乃爾也。附識以告留心醫學者。雄按:余醫案中,凡先治血分後治氣分者,皆伏氣病也,雖未點明,讀者當自得之。

　　且吾吳濕邪害人最廣,唐本作"多"。**如面色白者,須要顧其陽氣,濕勝則陽微也。法應清涼**,唐本法上有"如"字。**然**唐本作"用"。**到十分之六七,卽不可過於寒**唐本無此二字。**涼,恐成功反棄,何以故耶?**唐本無此二句,有"蓋恐"二字。**濕熱一去,陽亦衰微也。面色蒼者,須要顧其津液,清涼到十分之六七,往往熱減身寒者,不可就**唐本作"便"。**云虛寒,而投補劑。恐爐煙雖息,灰中有火也。須細察精詳,方少少與之,慎不可直率**唐本作"漫然"。**而往**唐本作"進"。**也。又有酒客裏濕素盛,外邪入裏,裏濕爲合。**唐本作"與之相搏"。**在陽旺之軀,胃濕恒多,**

---

① 布:原作"平",今據崇文書局本改。

在陰盛之體,脾濕亦不少,然其化熱則一。熱病救陰猶易,通陽最難。救陰不在唐本有"補"字。血,而在津與汗;唐本作"養津與測汗"。通陽不在溫,而在利小便。然唐本無此字。較之雜證,則唐本無此字。有不同也。

　　六氣之邪,有陰陽不同,其傷人也,又隨人身之陰陽強弱變化而爲病。面白陽虛之人,其體豐者,本多痰濕,若受寒濕之邪,非薑、附、參、苓不能去,若濕熱亦必黏滯難解,須通陽氣以化濕,若過涼則濕閉而陽更困矣。面蒼陰虛之人,其形瘦者,內火易動,濕從熱化,反傷津液,與陽虛治法,正相反也。胃濕、脾濕,雖化熱則一,而治法有陰陽不同。如仲景云:身黃如橘子色而鮮明者,此陽黃胃濕,用茵陳蒿湯;其云色如熏黃而沈晦者,此陰黃脾濕,用梔子檗皮湯,或後世之二妙散亦可。救陰在養津,通陽在利小便,發古未發之至理也。測汗者,測之以審津液之存亡,氣機之通塞也。雄按:熱勝於濕,則黃如橘子色而鮮明;濕勝於熱,則色沉晦而如熏黃。皆屬陽證,而非陰黃也。

　　雄按:所謂六氣,風、寒、暑、濕、燥、火也。分其陰陽,則《素問》云:寒暑六入,暑統風火陽也,寒統燥濕陰也。言其變化,則陽中惟風無定體,有寒風,有熱風,陰中則燥濕二氣,有寒有熱。至暑乃天之熱氣,流金鑠石,純陽無陰。或云陽邪爲熱,陰邪爲暑者,甚屬不經。《經》云:熱氣大來,火之勝也。陽之動,始于溫,盛于暑。蓋在天爲熱,在地爲火,其性爲暑,是暑卽熱也,並非二氣。或云暑爲兼濕者,亦誤也。暑與濕原是二氣,雖易兼感,實非暑中必定有濕也。譬如暑與風亦多兼感,豈可謂暑中必有風邪? 若謂熱與濕合,始名爲暑,然則寒與風合,又將何稱? 更有妄立陰暑、陽暑之名者,亦屬可笑。如果暑必兼濕,則不可冠以陽字。若知暑爲熱氣,則不可冠以陰字。其實彼所謂陰者,卽夏月之傷於寒濕者耳。設云暑有陰陽,則寒亦有陰陽矣。不知寒者水之氣也,熱者火之氣也,水火定位,寒熱有一定之陰陽。寒邪傳變,雖能化熱,而感於人也,從無陽寒之說。人身雖有陰火,而六氣中不聞有寒火之名。暑字從日,日爲天上之火;寒字從仌,仌爲地下之水。暑邪易入心經,寒邪先犯膀胱,天壤不同,各從其類。故寒、暑二氣,不比風、燥、濕有可陰可陽之不同也。況夏秋酷熱,始名爲暑;冬春之熱,僅名爲溫。而風、寒、燥、濕皆能化火。今曰六氣之邪,有陰陽之不同,又隨人身之陰陽變化,毋乃太無分別乎? 至面白體豐之人,卽病濕熱,應用清涼,本文業已明言。但病去六七,不可過用寒涼耳,非謂病未去之初不可用涼也。今云與面蒼形瘦之人,治法正相反,則未去六七之前,亦當如治寒濕之用薑、附、參、朮矣。陽奉陰違,殊乖詮釋之體。若脾濕陰黃,又豈梔檗湯苦寒純陰之藥可治哉? 本文云救陰不在血,而在津與汗,言救陰須用充液之藥,以血非易生之物,而汗需津液以化也。唐本於血、津上加“補”、“養”字,已屬蛇足,於汗上加“測”字,則更與救字不貫,章氏仍之陋矣。右第三章。

又按:寒、暑、燥、濕、風,乃五行之氣,合於五臟者也。惟暑獨盛於夏令,火則四時皆有。析而言之,故曰六氣。然三時之暖燠,雖不可以暑稱之,亦何莫非麗日之煦照乎? 須知暑卽日之氣也,日爲眾陽之宗,陽燧承之,火立至焉。以五行論,言暑則火在其中矣,非五氣外另有一氣。若風、寒、燥、濕悉能化火,此由鬱遏使然,又不可與天之五氣統同而論矣。

又按:茅雨人云,本文謂濕勝則陽微,其實乃陽微故致濕勝也。此辨極是,學者宜知之。

再論三焦不得<small>唐本無此字</small>。**從外解,必致成**<small>唐本無此字</small>。**裏**

結,裏結於何?在陽明胃與腸也。亦須用下法,不可以氣血之分,就唐本作"謂其"。不可下也。但唐本作"惟"。傷寒邪熱在裏,劫爍津液,下之宜猛;此多濕邪內搏,下之宜輕。傷寒,大便溏,爲邪已盡,不可再下;濕溫病,大便溏,爲邪未盡,必大便硬,慎唐本作"乃爲無濕始"。不可再攻也,以糞燥爲無濕矣。唐本無此句。

胃爲臟腑之海,各臟腑之邪,皆能歸胃,況三焦包羅臟腑,其邪之入胃尤易也。傷寒化熱,腸胃乾結,故下宜峻猛。濕熱凝滯,大便本不乾結,以陰邪瘀閉不通,若用承氣猛下,其行速而氣徒傷,濕仍膠結不去,故當輕法頻下,如下文所云小陷胸、瀉心等,皆爲輕下之法也。

雄按:傷寒化熱,固是陽邪,濕熱凝滯者,大便雖不乾結,黑如膠漆者有之,豈可目爲陰邪?謂之濁邪可也。惟其誤爲陰邪,故復援溫脾湯下寒實之例,而自詡下陽虛之濕熱,爲深得仲景心法,真未經臨證之言也,似是而非,删去不錄。

再人之體,脘在腹上,其地位處於中,唐本作"其位居中"。按之痛,或自痛,或痞脹,當用苦泄,以其入腹近也。必驗之於舌,或黃或濁,可與小陷胸湯,或瀉心湯,隨證治之。或唐本作"若"。白不燥,或黃白相兼,或灰白不渴,慎不可亂投苦泄。其中有外邪未解,裏[1]先結者,或邪鬱未伸,或素屬中冷者,雖有脘中痞悶,宜從開泄,宣通氣滯,以達歸於肺。如近俗唐本作"世"。之杏、蔲、橘、桔等,是輕苦微辛,唐本無"是字"。具流動之品可耳。

此言苔白爲寒,不燥則有痰濕,其黃白相兼,灰白而不濁

---

① 裏:原作"表",據崇文書局本改,與下文相符。

者,皆陽氣不化,陰邪壅滯,故不可亂投苦寒滑泄,以傷陽也。其外邪未解而裏先結,故苔黃白相兼而脘痞,皆宜輕苦微辛以宣通其氣滯也。

雄按:凡視溫證,必察胸脘。如拒按者,必先開泄,若苔白不渴,多挾痰濕。輕者橘、蔻、菖、薤,重者枳實、連、夏,皆可用之。雖舌絳神昏,但胸下拒按,卽不可率投涼潤,必參以辛開之品,始有效也。右第四章,唐本併以第十一章連爲一章,今訂正之。連上章皆申明邪在氣分之治法,而分別營衛氣血之淺深,身形肥瘦之陰陽,苔色黃白之寒熱,可謂旣詳且盡矣。而下又申言察苔以辨證,真千古開群羣矇也。

再唐本無此字。**前云舌黃或渴,**唐本此下有"當用陷胸、瀉心"六字。**須要有地之黃,若光滑者,乃無形濕熱,中有虛象,**唐本作"已有中虛之象"。**大忌前法。其臍以上爲大腹,或滿或脹或痛,此必邪已入裏矣。**唐本無"矣"字。**表證必無,或十只存一,**唐本作"或存十之一二"。**亦要**唐本作"須"。**驗之於舌。或黃甚,或如沉香色,或如灰黃色,或老黃色,或中有斷紋,皆當下之,如小承氣湯,用檳榔、青皮、枳實、元明粉、生首烏等。**唐本此下有"皆可"二字。**若未見此等舌,不宜用此等法。**唐本作"藥"。**恐其中有濕聚太陰爲滿,或寒濕錯雜爲痛,或氣壅爲脹,又當以別法治之。**唐本有"矣"字。

舌苔如地上初生之草,必有根。無根者爲浮垢,刮之卽去,乃無形濕熱而胃無結實之邪,故云有中虛之象。若妄用攻瀉傷內,則表邪反陷,爲難治矣。卽使有此等舌苔,亦不宜用攻瀉之藥。又如濕爲陰邪,脾爲濕土。故脾陽虛則濕聚腹滿,按之不堅,雖見各色舌苔而必滑。色黃爲熱,白爲寒,總當扶脾燥濕爲主,熱者佐涼藥。寒者非大溫,其濕不能去也。若氣壅爲脹，皆有虛實寒熱之不同，更當辨別，以利氣、和氣爲主治也。

雄按：右第五章，唐本移作第六章，今訂正之。章氏所釋白爲寒，非大溫，其濕不去，是也。然苔雖白而不燥，還須問其口中和否，如口中自覺黏膩，則濕漸化熱，僅可用厚朴、檳榔等苦辛微溫之品。口中苦渴者，邪已化熱，不但大溫不可用，必改用淡滲、苦降、微涼之劑矣。或渴喜熱飲者，邪雖化熱而痰飲內盛也，宜溫膽湯加黃連。楊云：原論已極鄭重周詳，此更辨別疑似，細極毫芒，可見心粗膽大者，必非真學問人也。

再黃苔不甚厚而滑者，熱未傷津，猶可清熱透表。若雖薄而乾者，邪雖去而津受傷也，苦重之藥當禁，宜甘寒輕劑可也。唐本“可也”作“養之”。

熱初入營，卽舌絳苔黃，其不甚厚者，邪結未深，故可清熱，以辛開之藥，從表透發。舌滑而津未傷，得以化汗而解。若津傷舌乾，雖苔薄邪輕，亦必祕結難出，故當先養其津，津回舌潤，再清餘邪也。

雄按：右第六章，唐本移作第七章，今訂正之。此二章論黃苔各證治法之不同。

再論其熱傳營，舌色必絳。絳，深紅色也。初傳絳色，中兼黃白色，此氣分之邪未盡也，泄衛透營，兩和可也。純絳鮮色者，包絡受病唐本作“邪”。**也，宜犀角、鮮生地、連翹、鬱金、石菖蒲等。**唐本此下有“清泄之”三字。**延之數日，或平素心虛有痰，外熱一陷，裏絡就**唐本作“卽”。**閉，非菖蒲、鬱金等所能開，須用牛黃丸、至寶丹之類以開其閉，恐其昏厥爲痙也。**

何報之曰：溫熱病一發，便壯熱煩渴，舌正赤而有白苔者，雖滑卽當清裏，切忌表藥。

絳者,指舌本也;黃白者,指舌苔也。舌本通心脾之氣血,心主營,營熱故舌絳也。脾胃爲中土,邪入胃則生苔,如地上生草也。然無病之人,常有微薄苔如草根者,卽胃中之生氣也。楊云:論舌苔之源甚佳。若光滑如鏡,則胃無生發之氣,如不毛之地,其土枯矣。胃有生氣而邪入之,其苔卽長厚,如草根之得穢濁而長發也,故可以驗病之虛實寒熱,邪之淺深輕重也。脾胃統一身之陰陽,營衛主一身之氣血,故脾又爲營之源,胃又爲衛之本也。苔兼白,白屬氣,故其邪未離氣分,可用泄衛透營,仍從表解,勿使入內也。純絳鮮澤者,言無苔色,則胃無濁結,而邪已離衛入營,其熱在心包也。若平素有痰,必有舌苔。雄按:絳而澤者,雖爲營熱之徵,實因有痰,故不甚乾燥也。問若胸悶者,尤爲痰據,不必定有苔也。菖蒲、鬱金,亦爲此設。若竟無痰,必不甚澤。其心虛血少者,舌色多不鮮赤,或淡晦無神,邪陷多危而難治,于此可卜吉凶也。若邪火盛而色赤,宜牛黃丸。痰濕盛而有垢濁之苔者,宜至寶丹。略參拙意。

　　雄按:右第七章,唐本移爲第八章,今訂正之。連下二章,辨論種種舌絳證治,是統風溫、濕溫而言也。

　　再色絳而舌中心乾者,乃心胃火燔,劫爍津液,卽黃連、石膏,亦可加入。若煩渴煩熱,舌心乾,四邊色紅,中心或黃或白者,此非血分也,乃上焦氣熱爍津。急用涼膈散散其無形之熱,再看其後轉變可也,慎勿用血藥以滋膩難散。至舌絳望之若乾,手捫之原有津液,此津虧濕熱薰蒸,將成濁痰,蒙閉心包也。

　　熱已入營,則舌色絳,胃火爍液,則舌心乾,加黃連、石膏於犀角、生地等藥中,以清營熱而救胃津,卽白虎加生地之例也。雄按:此節章氏無注,今補釋之。

其舌四邊紅而不絳,中兼黃白而渴,故知其熱不在血分,而在上焦氣分,當用涼膈散清之,勿用血藥引入血分,反難解散也。蓋胃以通降爲用,若營熱蒸其胃中,濁氣成痰,不能下降,反上熏而蒙蔽心包。望之若乾,捫之仍濕者,是其先兆也。

雄按:右第八章,唐本與第九章,顛倒竄亂,今訂正之。

再有熱傳營血,其人素有瘀傷宿血在胸膈中,挾熱而搏,唐本無此四字。其舌色必紫而暗,捫之濕,當加入散血之品,如琥珀、丹參、桃仁、丹皮等。不爾,瘀血與熱爲伍,阻遏正氣,遂變如狂、發狂之證。若紫而腫大者,乃酒毒衝心。若紫而乾晦者,腎肝色泛也,難治。

何報之曰:酒毒內蘊,舌必深紫而赤,或乾涸。若淡紫而帶青滑,則爲寒證矣,須辨。

舌紫而暗,暗卽晦也,捫之潮濕不乾,故爲瘀血。其晦而乾者,精血已枯,邪熱乘之,故爲難治。腎色黑,肝色青,青黑相合而見於舌,變化紫晦,故曰腎肝色泛也。雄按:此舌雖無邪熱,亦難治。酒毒衝心,急加黃連清之。

雄按:此節唐本作第十章。

舌色絳而上有黏膩似苔非苔者,中挾穢濁之氣,急加芳香逐之。舌絳欲伸出口而抵齒難驟伸者,痰阻舌根,有內風也。舌絳而光亮,胃陰亡也,急用甘涼濡潤之品。若舌絳而乾燥者,火邪劫營,涼血清火爲要。舌絳而有碎點白黃者,當生疳也。大紅點者,熱毒乘心也,用黃連、金汁。其有雖絳而不鮮,乾枯而痿者,腎陰涸也,急以阿膠、雞子黃、地黃、天冬等救之,緩則恐涸極而無救也。

尤拙吾曰:陽明津涸,舌乾口燥者,不足慮也,若併亡其陽則殆矣。少陰陽虛,汗出而厥者,不足慮也,若併亡其陰則危矣。是以陽明燥渴能飲冷者生，不能飲者死。少陰厥逆，舌不乾者生，乾者死。

挾穢者，必加芳香以開降胃中濁氣而清營熱矣。痰阻舌根，由內風之逆，則開降中又當加辛涼鹹潤，以息內風也。脾腎之脉，皆連舌本，亦有脾腎氣敗而舌短不能伸者，其形貌面色，亦必枯瘁，多爲死證，不獨風痰所阻之故也。其舌不鮮，乾枯而痿，腎陰將涸，亦爲危證。而黃連、金汁，併可治痙也。

雄按：光絳而胃陰亡者，炙甘草湯去薑、桂加石斛，以蔗漿易飴糖。乾絳而火邪劫營者，晉三犀角地黃湯加元參、花粉、紫草、銀花、丹參、蓮子心、竹葉之類。若尤氏所云不能飲冷者，乃胃中氣液兩亡，宜復脉湯原方。汪按：以蔗漿易飴糖，巧妙絕倫。蓋溫證雖宜甘藥，又不可滯中也。

其有舌獨中心絳乾者，此胃熱心營受灼也，當於清胃方中加入清心之品，否則延及於尖，爲津乾火盛也。舌尖絳獨乾，此心火上炎，用導赤散瀉其腑。

其乾獨在舌心、舌尖，又有熱邪在心、兼胃之別。尖獨乾是心熱，其熱在氣分者必渴，以氣熱劫津也。熱在血分，其津雖耗，其氣不熱，故口乾而不渴也。多飲能消水者爲渴，不能多飲，但欲略潤者爲乾。又如血分無熱而口乾者，是陽氣虛，不能生化津液，與此大不同也。

雄按：右第九章，唐氏竄入第八章，今釐正之。舌心是胃之分野，舌尖乃心之外候。心胃兩清，卽白虎加生地、黃連、犀角、竹葉、蓮子心也。津乾火盛者，再加西洋參、花粉、梨汁、蔗漿可耳。心火上炎者，導赤湯入童溲尤良。

再舌苔白厚而乾燥者，此胃燥氣傷也，滋潤藥中加甘草，令甘守津還之意。舌白而薄者，外感風寒也，當疏散之。若白

乾薄_{唐本作"白薄而乾"。}者,肺津傷也,加麥冬、花露、蘆根汁等輕清之品,爲上者上之也。若白苔絳底_{唐本作"苔白而底絳"。}者,濕遏熱伏也,當先泄濕透熱,防其就_{唐本作"卽"。}乾也,勿憂之。_{唐本作"此可勿憂"。}再從裏_{唐本下有"而"字。}透於外,則變潤矣。初病舌就_{唐本作"卽"。}乾,神不昏者,急加養正透邪之藥。若神已昏,此内匱矣,_{唐本"矣"字在下句之末。}不可救藥。

苔白而厚,本是濁邪,乾燥傷津,則濁結不能化,故當先養津而後降濁也。肺位至高,肺津傷必用輕清之品,方能達肺,若氣味厚重而下走,則反無涉矣,故曰上者上之也。_{雄按:此釋甚明白,何以第二章釋爲因地制宜,而譏他人效顰也。}濕遏熱伏,必先用辛開苦降以泄其濕,濕開熱透,故防舌乾,再用苦辛甘涼從裏而透於外,則胃氣化而津液輸布,舌卽變潤,自能作汗,而熱邪亦可隨汗而解。若初病舌卽乾,其津氣素竭也,急當養正,略佐透邪。若神已昏,則本元敗而正不勝邪,不可救矣。_{雄按:有初起舌乾而脉滑脘悶者,乃痰阻於中而液不上潮,未可率投補益也。}

又不拘何色,舌上生芒刺者,皆是上焦熱極也,當用青布拭冷薄荷水揩之。卽去者輕,旋卽生者險矣。

生芒刺者,苔必焦黃,或黑無苔者,舌必深絳。其苔白或淡黃者,胃無大熱,必無芒刺,或舌尖或兩邊有小赤瘰,是營熱鬱結,當開泄氣分以通營清熱也。上焦熱極者,宜凉膈散主之。

雄按:秦皇士云,凡渴不消水,脉滑不數,亦有舌苔生刺者,多是表邪挾食,用保和加竹瀝、萊菔汁,或梔豉加枳實並效。若以寒凉抑鬱,則譫語發狂愈甚,甚則口噤不語矣。有斑疹内伏,連用升提而不出,用消導而斑出神清者。若葷腥油膩，與邪熱瘀毒糾結不解，唇舌焦裂，口臭牙疳，煩熱昏沉，與以尋常消導，病必不解。徒用清裏，其熱愈甚。設用下奪，其死更速。惟用升麻葛根湯以宣發之，重者非升麻清胃湯，不能清理腸胃血分中之膏粱積熱，或再加山查、檳榔，多有生者。愚謂病從口入，感證夾食爲患者不少，秦氏著《傷寒大白》，於六法外特補消導一門，未爲無見。所用萊菔汁，不但能消痰食，卽燥火閉鬱，非此不清，用得其當，大可起死回生。郭雲臺極言其功。余每與海蛇同用，其功益懋。

　　舌苔不燥，自覺悶極者，屬脾濕盛也。或有傷痕血迹者，必問曾經搔挖否，不可以有血而便爲枯證，仍從濕治可也。再有神情清爽，舌脹大不能出口者，此脾濕胃熱鬱極化風，而毒延口也，用大黃磨入當用劑內，則舌脹自消矣。

　　何報之曰：凡中宮有痰飲水血者，舌多不燥，不可誤認爲寒也。

　　三焦升降之氣，由脾鼓運，中焦和則上下氣順，脾氣弱則濕自內生。濕盛而脾不健運，濁壅不行，自覺悶極。雖有熱邪，其內濕盛，而舌苔不燥。當先開泄其濕，而後清熱，不可投寒涼以閉其濕也。神情清爽而舌脹大，故知其邪在脾胃，若神不清，卽屬心脾兩臟之病矣。邪在脾胃者，唇亦必腫也。

　　雄按：右第十章，唐氏析首節爲第五章，次節爲第十二章，末節爲第十三章，今並訂正。

　　再唐本作“又有”。舌上白苔黏膩，吐出濁厚涎沫，口必甜味也，唐本作“其口必甜”。爲脾癉病。唐本作“此爲脾癉”。乃濕熱氣聚，與穀氣相搏，土有餘也。盈滿則上泛，當用省頭草，唐本作"佩蘭葉"。**芳草**①**辛散以逐之則退。**_{唐本無此二字。}**若舌上苔如鹼者，胃中宿滯挾濁穢鬱伏，當急急開泄，否則閉結中焦，不能從膜原達出矣。**

脾癉而濁泛口甜者，更當視其舌本。如紅赤者爲熱，當辛通苦降以泄濁。如色淡不紅，由脾虛不能攝涎而上泛，當健脾以降濁也。苔如鹼者，濁結甚，故當急急開泄，恐內閉也。

雄按：濁氣上泛者，涎沫厚濁，小溲黃赤。脾虛不攝者，涎沫稀黏，小溲清白，見證迥異。虛證宜溫中以攝液，如理中或四君加益智之類可也。何亦以降濁爲言乎？疏矣。右第十一章，唐氏併入第四章，今訂正之。此二章辨別種種白苔證治之殊，似兼疫證之舌苔而詳論之，試繹之，則白苔不必盡屬於寒也。

若_{唐本無此字。}**舌無苔，而有如煙煤隱隱者，不渴肢寒，知挾陰病。**_{唐本移二句在"若潤者"上。}**如口渴煩熱，**_{唐本下有"而燥者"三字。}**平時胃燥舌**_{唐本無"舌"字。}**也，不可攻之。若燥者，**_{唐本作"宜"。}**甘寒益胃。若**_{唐本此下有"不渴肢寒而"五字。}**潤者，甘溫扶中。此何**_{唐本此下有"以"字。}**故外露而裏無也。**

凡黑苔，大有虛實寒熱之不同，卽黃白之苔，因食酸味，其色卽黑，尤當問之。_{雄按：此名染苔，食橄欖能黑，食枇杷白苔能黃之類，皆不可不知也。}其潤而不燥，或無苔如煙煤者，正是腎水來乘心火，其陽虛極矣。若黑而燥裂者，火極變水，色如焚木成炭而黑也。虛實不辨，死生反掌耳。_{雄按：虛寒證雖見黑苔，其舌色必潤，而不紫赤，識此最爲秘訣。}

雄按：更有陰虛而黑者，苔不甚燥，口不甚渴，其舌甚赤，

---

① 草：崇文書局本作"香"。

或舌心雖黑無甚苔垢。舌本枯而不甚赤,證雖煩渴便秘,腹無滿痛,神不甚昏,俱宜壯水滋陰,不可以爲陽虛也。若黑苔望之雖燥而生刺,但渴不多飲,或不渴,其邊或有白苔,其舌本淡而潤者,亦屬假熱,治宜溫補。其舌心並無黑苔,而舌根有黑苔而燥者,宜下之,乃熱在下焦也。若舌本無苔,惟尖黑燥,爲心火自焚,不可救藥。右第十二章,唐本移爲第十四章,今訂正之。

若唐本無此字。舌黑而滑者,水來克火,爲陰證,當溫之。若見短縮,此腎氣竭也,爲難治。欲救之,唐本作"惟"。加人參、五味子,勉希唐本作"或救"。萬一。舌黑而乾者,津枯火熾,急急瀉南補北。若唐本此下有"黑"字。燥而中心厚瘩唐本無此字。者,土燥水竭,急以鹹苦下之。

何報之曰:暑熱證夾血,多有中心黑潤者,勿誤作陰證治之。

黑苔而虛寒者,非桂、附不可治,佐以調補氣血,隨宜而施。若黑燥無苔,胃無濁邪,雄按:非無苔也,但不厚耳。故當瀉南方之火,補北方之水,仲景黃連阿膠湯主之。黑燥而中心厚者,胃濁邪熱乾結也,宜用硝、黃鹹苦下之矣。

雄按:右第十三章,唐本移爲第十五章,今訂正之。此二章言黑苔證治之有區別也。

又按:茅雨人云,凡起病發熱胸悶,遍舌黑色而潤,外無險惡情狀,此胸膈素有伏痰也,不必張皇,止用薤白、瓜蔞、桂枝、半夏一劑,黑苔卽退,或不用桂枝,卽枳殼、桔梗亦效。

舌淡紅無色者,或乾而色不榮者,當是胃津傷而氣無化液也,當用炙甘草湯,不可用寒涼藥。

何報之曰:紅嫩如新生,望之似潤而燥渴殆甚者,爲妄行汗下，以致津液竭也。

淡紅無色，心脾氣血素虛也，更加乾而色不榮，胃中津氣亦亡也。故不可用苦寒藥，炙甘草湯養氣血以通經脉，其邪自可漸去矣。

雄按：右第十四章，唐氏移爲第十一章，今訂正之。此章言虛多邪少之人舌色如是，當培氣液爲先也。

若舌白如粉而滑，四邊色紫絳者，溫疫病初入膜原，未歸胃腑，急急透解，莫待傳陷而入，爲險惡之病。且見此舌者，病必見凶，須要小心。凡斑疹初見，須用紙撚照，見胸背兩脅點大而在皮膚上者爲斑，或雲頭隱隱，或瑣碎小粒者爲疹。又宜見而不宜見多。按方書謂斑色紅者屬胃熱，紫者熱極，黑者胃爛。然亦必看外證所合，方可斷之。

溫疫白苔如積粉之厚，其穢濁重也。舌本紫絳，則邪熱爲濁所閉，故當急急透解，此五疫中之濕疫，又可主以達原飲，亦須隨證加減，不可執也。舌本紫絳，熱閉營中，故多成斑疹。斑從肌肉而出，屬胃。疹從血絡而出，屬經。其或斑疹齊見，經胃皆熱。然邪由膜原入胃者多，或兼風熱之入於經絡，則有疹矣。不見則邪閉，故宜見。多見則邪重，故不宜多。但斑疹亦有虛實，虛實不明，舉手殺人，故先生辨之如後。

雄按：溫熱病舌絳而白苔滿布者，宜清肅肺胃。更有伏痰內盛，神氣昏瞀者，宜開痰爲治。黑斑、藍斑，亦有可治者。余治胡季權、姚禄皆二案，載《續編》。徐月巖壺案，附曾大父《隨筆》[1]中。

然而春夏之間，濕病俱發疹爲甚，且其色要辨。唐本無此

---

① 曾大父《隨筆》：指王士雄之曾祖父所著《重慶堂隨筆》。

句。**如淡紅色，四肢清，口不甚渴，脉不洪數，非虛斑卽陰斑。或胸微見數點，面赤足冷，或下利清穀，此陰盛格陽於上而見，當溫之。**

此專論斑疹，不獨溫疫所有，且有虛實之迥別也。然火不鬱，不成斑疹。若虛火力弱而色淡，四肢清者，微冷也。口不甚渴，脉不洪數，其非實火可徵矣，故曰虛斑。若面赤足冷，下利清穀，此陰寒盛格，拒其陽於外，內真寒外假熱，鬱而成斑，故直名爲陰斑也。須附、桂引火歸元，誤投涼藥卽死。實火誤補亦死，最當詳辨也。

若斑色紫唐本下有"而"字。**小點者，心包熱也。點大而紫，胃中熱也。黑斑而光亮者，熱勝毒盛。**唐本作"熱極毒熾"。**雖屬不治，若其人氣血充者，或依法治之，尚可救。若黑而晦者，必死。若黑而隱隱，四旁赤色，火鬱內伏，大用清涼透發，間有轉紅成可救者。若夾斑帶疹，皆是邪之不一，各隨其部而泄。然斑屬血者恒多，疹屬氣者不少。斑疹皆是邪氣外露之象，發出**唐本下有"之時"二字。**宜神情清爽，爲外解裏和之意。如斑疹出而昏者，正不勝邪，內陷爲患，或胃津內涸之故。**

此論實火之斑疹也。點小卽是從血絡而出之疹，故熱在心包。點大從肌肉而出爲斑，故熱在胃。黑而光亮者，元氣猶充，故或可救。黑暗則元氣敗，必死矣。四旁赤色，其氣血尚活，故可透發也。斑疹夾雜，經胃之熱，各隨其部而外泄。熱邪入胃[①]，本屬氣分，見斑則邪屬於血者多矣。疹從血絡而出，本屬血分，然邪由氣而閉其血，方成疹也，必當兩清氣血以爲治也。既出而反神昏，則正不勝邪而死矣。

---

① 胃：原作"腎"，今據崇文書局本改。

雄按：右第十五章，詳論溫疫中斑疹證治之不同，唐氏移爲第十六章，今訂正之。

再有一種白㾦，小粒如水晶色者，楊云：平人夏月亦間有之。**此濕熱傷肺，邪雖出而氣液枯也，必得甘藥補之。或未至久延，傷及氣液，乃濕鬱衛分，汗出不徹之故，當理氣分之邪。或白如枯骨者多凶，爲氣液竭也。**

雄按：濕熱之邪鬱於氣分，失於輕清開泄，幸不傳及他經，而從衛分發白㾦者，治當清其氣分之餘邪。邪若久鬱，雖化白㾦，而氣液隨之以泄，故宜甘濡以補之。苟色白如枯骨者，雖補以甘藥，亦恐不及也。右第十六章，唐氏移爲第十七章，今訂正之。

楊按：濕熱素盛者多見此證，然在溫病中爲輕證，不見有他患。其白如枯骨者，未經閱歷，不敢臆斷。

汪按：白㾦前人未嘗細論，此條之功不小。白如枯骨者，余曾見之，非惟不能救，并不及救。故俗醫一見白㾦，輒以危言恐嚇病家，其實白如水晶色者，絕無緊要，吾見甚多。然不知甘濡之法，反投苦燥升提，則不枯者亦枯矣。

再溫熱之病，看舌之後，亦須驗齒。齒爲腎之餘，齦爲胃之絡。熱邪不燥胃津，必耗腎液。且二經之血，皆走其地，病深動血，結瓣於上。陽血者，色必紫，紫如乾漆。陰血者，色必黃，黃如醬瓣。陽血若見，安胃爲主；陰血若見，救腎爲要。然豆瓣色者多險，若證還不逆者，尚可治，否則難治矣。何以故耶？蓋陰下竭，陽上厥也。

腎主骨，齒爲骨之餘，故齒浮齦不腫者，爲腎火水虧也。胃脉絡於上齦，大腸脉絡於下齦，皆屬陽明，故牙齦腫痛，爲陽明之火。若濕入胃，則必連及大腸，血循經絡而行，邪熱動血而上結於齦。紫者爲陽明之血，可清可瀉。黃者爲少陰之血，少陰血傷爲下竭，其陽邪上亢而氣厥逆，故爲難治也。

雄按：右第十七章，唐氏移作第十八章，今訂正之。

齒若光燥如石者，胃熱甚也。若無汗惡寒，衛偏勝也，辛涼泄衛透汗爲要。若如枯骨色者，腎液枯也，爲難治。若上半截潤，水不上承，心火上炎也，急急清心救水，俟枯處轉潤爲妥。

胃熱甚而反惡寒者，陽內鬱而表氣不通，故無汗而爲衛氣偏勝。當泄衛以透發其汗，則內熱卽從表散矣。凡惡寒而汗出者，爲表陽虛，腠理不固，雖有內熱，亦非實火矣。齒燥有光者，胃津雖乾，腎氣未竭也。如枯骨者，腎亦敗矣，故難治也。上半截潤，胃津養之。下半截燥，由腎水不能上滋其根，而心火燔灼，故急當清心救水，仲景黃連阿膠湯主之。

若咬牙齧齒者，濕熱化風痙病。但咬牙者，胃熱氣走其絡也。若咬牙而脉證皆衰者，胃虛無穀以內榮，亦咬牙也。何以故耶？虛則喜實也。舌本不縮而硬，而牙關咬定難開者，此非風痰阻絡，卽欲作痙證。用酸物擦之卽開，木來泄土故也。

牙齒相齧者，以內風鼓動也。但咬不齧者，熱氣盛而絡滿，牙關緊急也。若脉證皆虛，胃無穀養，內風乘虛襲之，入絡而亦咬牙，虛而反見實象，是謂虛則喜實，當詳辨也。又如風痰阻絡爲邪實，其熱盛化風欲作痙者，或由傷陰而挾虛者，皆當辨也。

雄按：右第十八章，唐氏移作第十九章，今訂正之。

若齒垢如灰糕樣者，胃氣無權，津亡濕濁用事，多死。而初病齒縫流清血痛者，胃火衝激也。不痛者，龍火內燔也。齒焦無垢者，死。齒焦有垢者，腎熱胃劫也。當微下之，或玉女

煎清胃救腎可也。

齒垢由腎熱蒸胃中濁氣所結。其色如灰糕,則枯敗而津氣俱亡,腎胃兩竭,惟有濕濁用事,故死也。齒縫流清血,因胃火者出於齦,胃火衝激故痛。不痛者出於牙根,腎火上炎故也。齒焦者腎水枯,無垢則胃液竭,故死。有垢者火盛而氣液未竭,故審其邪熱甚者,以調胃承氣微下其胃熱。腎水虧者,玉女煎清胃滋腎可也。

雄按:右第十九章,唐氏移作第二十章,今訂正之。以上三章,言溫熱諸證,可驗齒而辨其治也。真發從來所未發,是於舌苔之外,更添一祕訣,並可垂爲後世法。讀者苟能隅反,則豈僅能辨識溫病而已哉?

再婦人病溫,與男子同,但多胎前産後,以及經水適來適斷。大凡胎前病,古人皆以四物加減用之,謂護胎爲要,恐來害妊。如熱極用井底泥,藍布浸冷,覆蓋腹上等,皆是保護之意。但亦要看其邪之可解處,用血膩之藥不靈,又當省察,不可認板法。然須步步保護胎元,恐損正邪陷也。

保護胎元者,勿使邪熱入內傷胎也。如邪猶在表分,當從開達外解,倘執用四物之說,則反引邪入內,輕病變重矣。楊云:此釋極爲明通。故必審其邪之淺深而治,爲至要也。若邪熱逼胎,急清內熱爲主,如外用泥布等蓋覆,恐攻熱內走,反與胎礙,更當詳審,勿輕用也。總之清熱解邪,勿使傷動其胎,即爲保護。若助氣和氣以達邪,猶可酌用,其補血膩藥,恐反遏其邪也。雄按:此說固是,然究是議藥不議病矣。如溫熱已爍營陰,則地黃未嘗不可用。且《内經》曰:婦人重身,毒之何如? 岐伯曰:有故無殞,亦無殞也。大積大聚,其可犯也,衰其大半而止,不可過也。故如傷寒陽明實熱證,亦當用承氣下之,邪去則胎安也。蓋病邪淺則在經，深則在腑，而胎繫於臟，攻其經腑，則邪當其藥，與臟無礙。雄按：此釋極通，而竟忘卻溫熱傳營入血之證。本文但云不可認板法，非謂血藥無可用之證也。若妄用補法以閉邪，則反害其胎矣。倘邪已入臟，雖不用藥，其胎必殞而命難保。雄按：亦須論其邪入何臟。所以《經》言有故無殞者，謂其邪未入臟，攻其邪亦無殞胎之害也。楊云：有故無殞者，有病則病當①之也，不必增入邪未入臟之說以滋熒惑。故要在辨證明析，用法得當，非區區四物所能保胎者也。故先生曰：須看其邪之可解處，不可認板法，至哉言乎！

　　至於產後之法，按方書謂慎用苦寒，恐傷其已亡之陰也。然亦要辨其邪能從上中解者，稍從證用之，亦無妨也，不過勿犯下焦。且屬虛體，當如虛怯人病邪而治。總之，無犯實實虛虛之禁。況產後當氣血沸騰之候，最多空竇，邪勢必乘虛內陷，虛處受邪爲難治也。雄按：余醫案中所載產後溫熱諸證治，皆宜參閱，茲不贅。

　　徐洄溪曰：產後血脫，孤陽獨旺，雖石膏、犀角，對證亦不禁用。而世之庸醫，誤信產後宜溫之說，不論病證，皆以辛熱之藥戕其陰而益其火，無不立斃，我見甚多，惟葉案中絕無此弊，足徵學有淵源。

　　魏柳洲曰：近時專科及庸手，遇產後一以燥熱溫補爲事，殺人如麻。雄按：不挾溫熱之邪者且然，況兼溫熱者乎。

　　吳鞠通曰：產後溫證，固云治上不犯中，然藥反不可過輕，須用多備少服法，中病即已，所謂無糧之師，利於速戰。若畏產後虛怯，用藥過輕，延至三四日後，反不能勝藥矣。

────────────

　　①　當：原作"常"，今據崇文書局本改。

如經水適來適斷，邪將陷_{唐本下有“於”字。}血室，少陽傷寒，言之詳悉，不必多贅。但數動與正傷寒不同，仲景立小柴胡湯，提出所陷熱邪，參、棗_{唐本下有“以”字。}扶胃氣，以衝脉隸屬陽明也，此與_{唐本作“惟”。}虛者爲合治。若熱邪陷入，與血相結者，當從陶氏小柴胡湯去參、棗，加生地、桃仁、查肉、丹皮或犀角等。若本經血結自甚，必少腹滿痛。輕者刺期門，重者小柴胡湯去甘藥，加延胡、歸尾、桃仁。挾寒加肉桂心，氣滯者加香附、陳皮、枳殼等。_{沈月光用柴胡、秦艽、荆芥、香附、蘇梗、厚朴、枳殼、當歸、芎藭、益母草、木通、黃芩，名和血逐邪湯，薑衣少許爲引。治傷寒熱入血室，氣滯血瘀而胸滿腹脹痛甚者，甚效。}然熱陷血室之證，多有譫語如狂之象，防是陽明胃實，_{唐本作“與陽明胃實相似”，下有“此種病機”四字。}當辨之。_{唐本作“最須辨別”。}血結者身體必重，非若陽明之輕旋便捷者。_{唐本無“旋捷”二字。}何以故耶？陰主重濁，絡脉被阻，_{唐本下有“身之”二字。}側旁氣痹，連_{唐本下有“及”字。}胸背皆拘束不遂。_{唐本作“皆爲阻窒”。}故去邪通絡，正合其病。往往延久，上逆心包，胸中_{唐本下有“痹”字。}痛，卽陶氏所謂血結胸也。王海藏出一桂枝紅花湯加海蛤、桃仁，原是表裏上下一齊盡解之理，看_{唐本無此字。}此方大有巧手，_{唐本作“妙焉”。}故錄出以備學者之用。_{唐本無此句。}

“數動”未詳，或“數”字是“變”字之誤，更俟明者正之。衝脉爲血室，肝所主，其脉起於氣街。氣街，陽明胃經之穴，故又隸屬陽明也。邪入血室，仲景分淺深而立兩法，其邪深者，云如結胸狀。譫語者，刺期門，隨其實而瀉之。是從肝而泄其邪，亦卽陶氏之所謂血結胸也。其邪淺者，云往來寒熱如瘧狀，而無譫語，用小柴胡湯，是從膽治也。蓋往來寒熱，是少陽之證，故以小柴胡湯提少陽之邪，則血室之熱，亦可隨之而外出。以肝膽爲表裏，故深則從肝，淺則從膽，以導泄血室之邪也。今先生更詳證狀，併采陶氏、王氏之方法，與仲景各條合觀，誠爲精細周至矣。其言小柴胡湯，惟虛者爲合法，何也？蓋傷寒之邪，由經而入血室，其胃無邪，故可用參、棗。若溫熱之邪，先已犯胃，後入血室，故當去參、棗。惟胃無邪，及中虛之人，方可用之耳。雄按：世人治瘧，不論其是否爲溫熱所化，而一概執用小柴胡湯以實其胃，遂致危殆者最多。須知傷寒之用小柴胡湯者，正防少陽經邪乘虛入胃，故用參、棗先助胃以禦之，其與溫熱之邪，來路不同，故治法有異也。汪按：此謂溫熱之邪與傷寒來路不同，故治法有異是也。至云傷寒胃中無邪，又云防少陽之邪乘虛入胃，則似未安。夫傷寒傳經，由太陽而陽明而少陽，故有太陽陽明、有正陽陽明、有少陽陽明。豈有少陽受邪而陽明不受邪者？亦豈有防少陽之邪倒傳陽明之理乎？

　　雄按：溫邪熱入血室有三證。如經水適來，因熱邪陷入而搏結不行者，此宜破其血結。若經水適斷，而邪乃乘血舍之空虛以襲之者，宜養營以清熱。其邪熱傳營，逼血妄行，致經未當期而至者，宜清熱以安營。右第二十章，唐氏作第二十一章。其小引云：“《溫證論治》二十則，乃先生游于洞庭山，門人顧景文隨之舟中，以當時所語，信筆錄記，一時未加修飾，是以詞多詰屈，語亦稍亂，讀者不免晦口。大烈不揣冒昧，竊以語句少爲條達，前後少爲移掇，惟使晦者明之。至先生立論之要旨，未敢稍更一字也。”章氏詮釋，亦從唐本。雄謂原論次序，亦旣井井有條，而詞句之間，並不難讀，何必移前掇後，紊其章法？而第三章如玉女煎去其“如”字之類，殊失廬山真面目矣。茲悉依華本訂正之。

葉香巖三時伏氣外感篇

　　春溫一證,由冬令收藏未固,昔人以冬寒內伏,藏于少陰,入春發于少陽,以春木內應肝膽也。寒邪深伏,已經化熱,昔賢以黃芩湯爲主方,苦寒直清裏熱,熱伏于陰,苦味堅陰,乃正治也。知溫邪忌散,不與暴感門同法。若因外邪先受,引動在裏伏熱,必先辛涼以解新邪,自注:葱豉湯。繼進苦寒以清裏熱。況熱乃無形之氣,時醫多用消滯,攻治有形,胃汁先涸,陰液劫盡者多矣。雄按:新邪引動伏邪者,初起微有惡寒之表證。

　　徐洄溪曰:皆正論也。

　　章虛谷曰:或云人身受邪,無不卽病,未有久伏過時而發者。其說甚似有理,淺陋者莫不遵信爲然,不知其悖經義,又從而和之。夫人身內臟腑,外營衛,於中十二經,十五絡,三百六十五孫絡,六百五十七穴,細微幽奧,曲折難明。今以一郡一邑之地,匪類伏匿,猶且不能覺察。況人身經穴之淵邃隱微,而邪氣如煙之漸熏,水之漸積。故如《內經》論諸痛諸積,皆由初感外邪,伏而不覺,以致漸侵入內所成者也,安可必謂其隨感卽病,而無伏邪者乎? 又如人之痘毒,其未發時,全然不覺,何以又能伏耶? 由是言之,則《素問》所言冬傷寒春病溫,非讕語矣。

　　雄按:藏於精者,春不病溫。小兒之多溫病何耶? 良以冬暖而失閉藏耳。夫冬豈年年皆暖歟? 因父母以姑息爲心,惟恐其凍,往往衣被過厚,甚則戕之以裘帛。富家兒多夭者,半由此也。雖天令潛藏,而真氣已暗爲發泄矣,溫病之多,不亦宜乎?

此理不但幼科不知，卽先賢亦從未道及也。汪按：惟洄溪嘗略論及之耳。

風溫者，春月受風，其氣已溫。雄按：此言其常也。冬月天暖，所感亦是風溫，春月過冷，亦有風寒也。《經》謂春病在頭，治在上焦。肺位最高，邪必先傷，此手太陰氣分先病，失治則入手厥陰心包絡，血分亦傷。蓋足經順傳，如太陽傳陽明，人皆知之。肺病失治，逆傳心包絡，人多不知者。俗醫見身熱咳喘，不知肺病在上之旨，妄投荆、防、柴、葛，加入枳、朴、杏、蘇、菔子、查、麥、橘皮之屬，輒云解肌消食。有見痰喘，便用大黃礞石滾痰丸，大便數行，上熱愈結。幼稚穀少胃薄，表裏苦辛化燥，胃汁已傷，復用大黃，大苦沉降丸藥，致脾胃陽和傷極，陡變驚癇，莫救者多矣。

自注[①]：風溫肺病，治在上焦。夫春溫忌汗，初病投劑，宜用辛涼，若雜入消導發散。徐云：須對證，亦可用。不但與肺病無涉，劫盡胃汁，肺乏津液上供，頭目清竅徒爲熱氣薰蒸，鼻乾如煤，目瞑或上竄無淚，或熱深肢厥，狂躁溺澀，胸高氣促，皆是肺氣不宣化之徵。斯時若以肺藥少加一味清降，使藥力不致直趨腸中，雄按：所謂非輕不舉也，重藥則直過病所矣。而上痹可開，諸竅自爽。無如市醫僉云結胸，皆用連、蔞、柴、枳，苦寒直降，致閉塞愈甚，告斃者多。

又，此證初因發熱喘嗽，首用辛涼清肅上焦，徐云：正論。如薄荷、連翹、牛蒡、象貝、桑葉、沙參、梔皮、薑皮、花粉。若色蒼熱勝煩渴，用石膏、竹葉辛寒清散，痧疹亦當宗此。若日數

---

① 自注：此指葉天士自注。此後凡未署名之注文，均爲葉天士之大字自注。

漸多,邪不得解,芩、連、涼膈亦可用。至熱邪逆傳膻中,神昏目瞑,鼻竅無涕洟,諸竅欲閉,其勢危急,必用至寶丹或牛黃清心丸。徐云:急救非此不可。病減後餘熱,只甘寒清養胃陰足矣。

春月暴暖忽冷,先受溫邪,繼爲冷束,咳嗽痰喘最多,辛解忌①溫,只用一劑,大忌絕穀。若甚者,宜晝夜堅抱勿倒三四日。徐云:秘訣。夫輕爲咳,重爲喘,喘急則鼻掀胸挺。

自注:春溫皆冬季伏邪,詳于大方諸書,幼科亦有伏邪,雄按:人有大小,感受則一也。治從大方。雄按:感受既一,治法亦無殊。奈大方明于治溫者罕矣,況幼科乎? 然暴感爲多,如頭痛、惡寒、發熱、喘促、鼻塞、聲重、脉浮、無汗,原可表散,春令溫舒,辛溫宜少用。陽經表藥,最忌混亂。至若身熱咳喘有痰之證,只宜肺藥清解,瀉白散加前胡、牛蒡、薄荷之屬,消食藥只宜一二味。雄按:此爲有食者言也。若二便俱通者,消食少用,須辨表裏上中下何者爲急施治。

又,春季溫暖,風溫極多,溫變熱最速,若發散風寒消食,劫傷津液,變證尤速。雄按:沈堯封云,溫亦火之氣也,蓋火之微者曰溫,火之甚者曰熱,三時皆有,惟暑爲天上之火,獨盛於夏令耳。

初起咳嗽喘促,通行用:薄荷、汗多不用。連翹、象貝、牛蒡、花粉、桔梗、沙參、木通、枳殼、橘紅。

表解熱不清,用:黃芩、連翹、桑皮、花粉、地骨皮、川貝、知母、山梔。

備用方:黃芩湯、葱豉湯、涼膈散、清心涼膈散、葦莖湯、瀉白散、葶藶大棗湯、白虎湯、至寶丹、牛黃清心丸、竹葉石膏湯、

---

① 忌:原作"涼",今據崇文書局本及《幼科要略》改。

喻氏清燥救肺湯。

裏熱不清，朝上涼，晚暮熱，即當清解血分，久則滋清養陰。若熱陷神昏，痰升喘促，急用牛黃丸、至寶丹之屬。

風溫乃肺先受邪，遂逆傳心包，治在上焦，不與清胃攻下同法。幼科不知，初投發散消食不應，改用柴、芩、瓜蔞、枳實、黃連，再下奪不應，多致危殆，皆因不明手經之病耳。雄按：婆心苦口，再四丁寧，舌敝耳聾，可爲太息。

若寒痰阻閉，亦有喘急胸高，不可與前法，用三白吐之，或妙香丸。

夏爲熱病，然夏至已前，時令未爲大熱。《經》以先夏至病溫，後夏至病暑。溫邪前已申明，暑熱一證，雄按：《陰陽大論》云，春氣溫和，夏氣暑熱。是暑即熱也，原爲一證，故夏月中暑，仲景標曰中熱也。昔人以動靜分爲暑熱二證，蓋未知暑爲何氣耳。醫者易眩。夏暑發自陽明，古人以白虎湯爲主方。後賢劉河間創議迥出諸家，謂溫熱時邪，當分三焦投藥，以苦辛寒爲主，若拘六經分證，仍是傷寒治法，致誤多矣。徐云：能分六經者，亦鮮矣。蓋傷寒外受之寒，必先從汗解，辛溫散邪是已。口鼻吸入之寒，即爲中寒陰病。徐云：亦不盡然。治當溫裏，分三陰見證施治。若夫暑病，專方甚少，皆因前人略於暑，詳於寒耳。考古如《金匱》暑暍痙之因，而潔古以動靜分中暑、中熱，各具至理。雄按：雖有至理，而強分暑熱，名已不正矣。茲不概述。論幼科病暑熱，夾雜別病有諸，而時下不外發散消導，加入香薷一味，或六一散一服。考《本草》香薷辛溫發汗，能泄宿水，夏熱氣閉無汗，渴飲停水，香薷必佐杏仁，以杏仁苦降泄氣，大順散取義若此。徐云：大順散非治暑之方，乃治暑月傷冷之方也，何得連類及之夾雜矣。雄按：上言香薷治渴飲停水，佐杏仁以降泄，故曰大順散之義，亦若此也。**長夏濕令，暑必兼濕。** 雄按：此言長夏濕旺之令，暑以蒸之，所謂土潤溽暑，故暑濕易於兼病，猶之冬月風寒，每相兼感。**暑傷氣分，濕亦傷氣，汗則耗氣傷陽，胃汁大受劫爍，變病由此甚多，發泄司令，裏真自虛。** 張鳳逵云：暑病首用辛涼，繼用甘寒，再用酸泄、酸斂，不必用下。可稱要言不煩矣。**然幼科因暑熱蔓延，變生他病。** 雄按：大方何獨不然，學者宜知隅反。**茲摘其概。**

　　暑邪必挾濕。 雄按：暑令濕盛，必多兼感，故曰挾，猶之寒邪挾食。濕證兼風，俱是二病相兼，非謂暑中必有濕也。故論暑者須知爲天上烈日之炎威，不可誤以濕熱二氣併作一氣，始爲暑也。而治暑者須知其挾濕爲多焉。**狀如外感風寒，忌用柴、葛、羌、防。如肌表熱無汗，辛涼輕劑無誤。香薷辛溫氣升，熱服易吐，佐苦降如杏仁、黃連、黃芩，則不吐。宣通上焦，如杏仁、連翹、薄荷、竹葉。暑熱深入，伏熱煩渴，白虎湯、六一散。** 雄按：無濕者白虎湯，挾濕者六一散，須別。**暑病頭脹如蒙，皆熱盛上熾，白虎竹葉；酒濕食滯者，加辛溫通裏。**

　　夏令受熱，昏迷若驚，此爲暑厥， 雄按：受熱而迷，名曰暑厥，譬如受冷而仆，名寒厥也。人皆知寒之卽爲冷矣，何以不知暑之爲熱乎。**卽熱氣閉塞孔竅所致。其邪入絡，與中絡同法。牛黃丸、至寶丹芳香利竅可效。** 徐云：妙法。雄按：紫雪亦可酌用。**神甦已後，用清涼血分，如連翹心、竹葉心、元參、細生地、鮮生地、二冬之屬。** 雄按：暑是火邪，心爲火臟，邪易入之，故治中暑者，必以清心之藥爲君。**此證初起大忌風藥，** 雄按：火邪得風藥而更熾矣。**初病暑熱傷氣，** 雄按：所謂壯火食氣也。**竹葉石膏湯或清肺輕劑。** 雄按：火邪克金，必先侵肺矣。**大凡熱深厥深，四肢逆冷。** 魏柳洲曰：火極似水，乃物極必反之候。凡患此，爲燥熱溫補所殺者多矣，哀哉！

蓋內真寒而外假熱,諸家嘗論之矣。內真熱而外假寒,論及者罕也。雄
按:道光甲辰六月初一日至初四日,連日酷熱異常,如此死者,道路相
接。余以神犀丹、紫雪二方救之,極效。**但看面垢齒燥,二便不通,**
或瀉不爽,爲是大忌誤認傷寒也。雄按:尤忌誤以暑爲陰邪,或指
暑中有濕而妄投溫燥滲利之藥也。

　　右暑厥。雄按:王節齋云:夏至後病爲暑,相火令行,感之自口齒
入,傷心包絡經,甚則火熱制金,不能平木而爲暑風。張兼善云:清邪中
上,濁邪中下,其風寒濕皆地之氣,所以俱中足經,惟暑乃天之氣,係清
邪,所以中手少陰心經。

　　幼兒斷乳納食,值夏月脾胃主氣,易於肚膨泄瀉,足心熱,
形體日瘦,或煩渴喜食,漸成五疳積聚。當審體之強弱,病之
新久。有餘者疏胃清熱,食入糞色白或不化,健脾佐消導清
熱。若濕熱內鬱,蟲積腹痛,徐云:此證最多。導滯驅蟲微下之,
緩調用肥兒丸之屬。

　　右熱疳。

　　夏季秋熱,小兒泄瀉,或初愈未愈,滿口皆生疳蝕,嘗有阻
塞咽喉致危者,此皆在裏濕盛生熱,熱氣蒸灼,津液不生,濕熱
偏傷氣分,治在上焦,或佐淡滲。徐云:須用外治。世俗常刮西
瓜翠衣治疳,徐云:合度。取其輕揚滲利也。

　　右口疳。

　　夏季濕熱鬱蒸,脾胃氣弱,水穀之氣不運,濕著內蘊爲熱,
漸至浮腫腹脹,小水不利,治之非法,水濕久漬,逆行犯肺,必
生咳嗽喘促,甚則坐不得臥,俯不得仰,危期速矣。大凡喘必
生脹,脹必生喘。方書以先喘後脹治在肺,先脹後喘治在脾,
亦定論也。《金匱》有風水、皮水、石水、正水、黃汗以分表裏之
治,河間有三焦分消,子和有磨積逐水,皆有奧義,學者不可不

潛心體認,難以概述。閱近代世俗論水濕喘脹之證,以《內經》開鬼門取汗爲表治,分利小便潔淨府爲裏治。《經》旨《病能篇》謂:諸濕腫滿,皆屬於脾。以健脾燥濕爲穩治。治之不效,技窮束手矣。不知凡病皆本乎陰陽,通表利小便,乃宣經氣,利腑氣,是陽病治法。暖水臟,溫脾胃,補土以驅水,是陰病治法。治肺痹以輕開上,治脾必佐溫通。若陰陽表裏乖違,臟真日漓,陰陽不運,亦必作脹,治以通陽乃可奏績,如局方禹餘糧丸。甚至三焦交阻,必用分消,腸胃窒塞,必用下奪。然不得與傷寒實熱同例,擅投硝、黃、枳、朴,擾動陰血。若太陰脾臟飲濕阻氣,溫之補之不應,欲用下法,少少甘遂爲丸可也。徐云:亦太峻。**其治實證,選用方法備采。**雄按:葉氏《景岳發揮》有因喘而腫,當以清肺爲要之論,宜參。若水濕侵脾,發腫致喘,治當補土驅水,設水氣上凌心包,變呃更危。陳遠公云:用苡仁、茯神各一兩,白术、蒼术各三錢,半夏、陳皮各一錢,丁香五分,吳萸三分,名止呃湯,二劑可安。

喘脹備用方:徐云:太猛厲者不可輕用。葶藶大棗湯、瀉白散、大順散、牡蠣澤瀉散、五苓散、越婢湯、甘遂半夏湯、控涎丹、五子五皮湯、子和桂苓湯、禹功丸、茯苓防己湯、中滿分消湯、小青龍湯、木防己湯。

吐瀉一證,幼兒脾胃受傷,陡變驚搐最多。徐云:此證多是痰濕。若是不正穢氣觸入,或口食生冷,套用正氣散、六和湯、五積散之類。正氣受傷,肢冷呃忒,嘔吐自利,即用錢氏益黃散。有痰用星附六君子湯、理中湯等。倘熱氣深伏,煩渴引飲嘔逆者,連香飲、黃連竹茹橘皮半夏湯。熱閉神昏,用至寶丹,寒閉用來復丹。

稚年夏月食瓜果,水寒之濕,著於脾胃,令人泄瀉。其寒濕積聚，未能遽化熱氣，必用辛溫香竄之氣。古方中消瓜果之積，以丁香、肉桂，或用麝香，今七香餅治瀉，亦祖此意。其平胃散、胃苓湯亦可用。雄按：此非溫熱爲病，何必采入？緣夏月此等證候甚多，因畏熱貪涼而反生寒濕之病，乃夏月之傷寒也。雖在暑令，實非暑證，昔人以陰暑名之，謬矣。譬如避火而溺于水，拯者但可云出之于水，不可云出之于陰火也。

瘧之爲病，因暑而發者居多。雄按：可謂一言扼要。奈世俗惟知小柴胡湯爲治，誤人多矣。方書雖有痰、食、寒、熱、瘴瘧之互異，幼稚之瘧，多因脾胃受病。雄按：因暑而發者，雖大人之瘧，無不病於脾胃，以暑多兼濕，脾爲土臟，而胃者以容納爲用，暑邪吸入，必伏於此也。然氣怯神昏，初病驚癇厥逆爲多，在夏秋之時，斷不可認爲驚癇。大方瘧證，須分十二經，與咳證相等。若幼科庸俗，但以小柴胡去參，或香薷、葛根之屬。雄按：舉世無不爾，於幼科乎何尤？不知柴胡劫肝陰，葛根竭胃汁，致變屢矣。雄按：柴、葛之弊，二語見林北海重刊張司農《治暑全書》，葉氏引用，原非杜撰，洄溪妄評，殊欠考也。幼稚純陽，暑爲熱氣，雄按：在天爲暑，在地爲熱，故暑即熱之氣也。昔人謂有陰暑者，已極可笑。其分中熱、中暑爲二病者，是析一氣而兩也。又謂暑合濕熱而成者，是并二氣而一也，奚可哉？證必熱多煩渴，邪自肺受者，桂枝白虎湯二進必愈。其冷食不運，有足太陰脾病見證，初用正氣，或用辛溫，如草果、生薑、半夏之屬。雄按：切記。此是治暑月因寒濕而病之法。方書謂草果治太陰獨勝之寒，知母治陽明獨勝之熱。瘧久色奪，唇白汗多餒弱，必用四獸飲。雄按：邪去而正衰，故可用此藥。陰虛內熱，必用鱉甲、首烏、知母。便漸溏者忌用。久瘧營傷寒勝，加桂、薑。擬初、中、末瘧門用藥於左。雄按：葉氏《景岳發揮》內所論瘧痢諸候，宜參。

初病暑風濕熱瘧藥：

脘痞悶：枳殼、桔梗、杏仁、厚朴、二味喘最宜。瓜蔞皮、山
梔、香豉。

頭痛宜辛涼輕劑：連翹、薄荷、赤芍、羚羊角、蔓荆子、滑
石。淡滲清上。

重則用石膏，口渴用花粉，煩渴用竹葉石膏湯。

熱甚則用黃芩、黃連、山梔。

夏季身痛屬濕，羌、防辛溫宜忌，宜用木防己、蠶砂。雄按：
豆卷可用。**暑熱邪傷，初在氣分，日多不解，漸入血分，反渴不
多飲，唇舌絳赤，芩、連、膏、知不應，必用血藥，量佐清氣熱，一
味足矣。**

輕則用青蒿、丹皮、汗多忌。犀角、竹葉心、元參、鮮生地、
細生地、木通、亦能發汗。淡竹葉。汪按：此乃淡竹葉草，故與竹葉
心別。若熱久痞結，瀉心湯選用。

夏月熱久入血，最多蓄血一證。徐云：歷練之言。**譫語昏
狂，看法以小便清長、大便必黑爲是，桃核承氣湯爲要藥。**

瘧多用烏梅，以酸泄木安土之意。雄按：邪未衰者忌之。用
常山、草果，乃劫其太陰之寒，以常山極走，使二邪不相併之
謂。徐云：兼治痰。雄按：内無寒痰者，不可浪用。用人參、生薑，曰
露薑飲，一以固元，一以散邪，取通神明去穢惡之義。雄按：必
邪衰而正氣已虛者可用此。**總之，久瘧氣餒，凡壯膽氣皆可止瘧，
未必真有瘧鬼。**雄按：有物憑之者，間或有之，不必凡患瘧疾，皆有祟
也。又瘧疾既久，深入血分，或結瘧母，鱉甲煎丸。設用煎方，
活血通絡可矣。徐忠可云：幼兒未進穀食者，患瘧久不止，用
冰糖濃湯。余試果驗。徐云：亦一單方。汪按：冰糖用秋露水煎尤
良。雄按：食穀者，瘧久不止，須究其所以不止而治之。

　　痢疾一證,古稱滯下,蓋裏有滯濁而後下也。但滯在氣,滯在血,冷傷熱傷,而滯非一。今人以滯爲食,但以消食,併令禁忌飲食而已。雄按:更有拘泥喫不死之痢疾一言,不論痢屬何邪,邪之輕重,強令納食以致劇者,近尤多也。蓋所謂喫不死之痢疾者,言痢之能喫者,乃不死之證,非惡穀而強食也。

　　夫瘧痢皆起夏秋,都因濕熱鬱蒸,以致脾胃水穀不運,濕熱灼氣血爲黏膩,先痛後痢,痢後不爽,若偶食瓜果、水寒卽病,未必卽變爲熱,先宜辛溫疏利之劑。雄按:雖未必卽化爲熱,然有暑濕內鬱,本將作痢,偶食生冷,其病適發者,仍須察脉證而施治法,未可遽以爲寒證也。余見多矣,故謹贅之。若膿血幾十行,疗痛,後重,初用宣通驅熱,如芩、連、大黃,必加甘草以緩之,非如傷寒糞堅,須用芒硝鹹以奧堅,直走破泄至陰,此不過苦能勝濕,寒以逐熱,足可卻病。古云:行血則便膿愈,導氣則後重除。行血涼血,如丹皮、桃仁、延胡、黑查、歸尾、紅花之屬。導氣,如木香、檳榔、青皮、枳、朴、橘皮之屬。世俗通套,不過如此。蓋瘧傷於經,猶可延挨。痢關乎臟,誤治必危。診之大法,先明體質強弱,肌色蒼嫩,更詢起居、致病因由。初病體堅質實,前法可遵。久病氣餒神衰,雖有腹痛後重,亦宜詳審,不可槪以攻積清奪施治。

　　噤口不納水穀下痢,都因熱升濁攻,必用大苦,如芩、連、石蓮清熱,人參輔胃益氣,熱氣一開,卽能進食,藥宜頻頻進二三日。徐云:人參必同清熱之藥用,便爲合度。

　　小兒熱病最多者,以體屬純陽,六氣著人,氣血皆化爲熱也。雄按:大人雖非純陽,而陰虛體多,客邪化熱,亦甚易也。飲食不化,蘊蒸於裏,亦從熱化矣。然有解表已復熱,攻裏熱已復熱,利小便愈後復熱,養陰滋清,熱亦不除者,張季明謂元氣無所歸著,陽浮則倏熱矣,六神湯主之。

秋深初涼,稚年發熱咳嗽,雄按:大人亦多病此。證似春月風溫證。但溫乃漸熱之稱,涼則漸冷之意。春月爲病,猶是冬令固密之餘,秋令感傷,恰值夏月發泄之後,其體質之虛實不同。徐云:通人之言也。但溫自上受,燥自上傷,理亦相等,均是肺氣受病,世人誤認暴感風寒,混投三陽發散,津劫燥甚,喘急告危。若果暴涼外束,身熱痰嗽,只宜葱豉湯,或蘇梗、前胡、杏仁、枳、桔之屬,僅一二劑亦可。更有粗工亦知熱病,與瀉白散加芩、連之屬,不知愈苦助燥,必增他變,當以辛涼甘潤之方,氣燥自平而愈,慎勿用苦燥劫爍胃汁。雄按:夏令發泄,所以伏暑之證多於伏寒也。

秋燥一證,氣分先受,治肺爲急,若延縣數十日之久,病必入血分,又非輕浮肺藥可治,須審體質證端。古謂治病當活潑潑地,如盤走珠耳。

沈堯封曰:在天爲燥,在地爲金,燥亦五氣之一也。雄按:以五氣而論,則燥爲涼邪,陰凝則燥,乃其本氣。但"秋燥"二字皆從火者,以秋承夏後,火之餘焰未息也。若火既就之,陰竭則燥,是其標氣。治分溫潤、涼潤二法。然金曰從革,故本氣病少,標氣病多,此聖人制字之所以從火。而《內經》云:燥者潤之也。海峰云:燥氣勝復。片言而析,是何等筆力。然燥萬物者,莫熯乎火。故火未有不燥,而燥未有不從火來。溫熱二證,論火卽所以論燥也。若非論燥,仲景條內兩"渴"字從何處得來?且熱病條云口燥渴,明將"燥"字點出。喻氏云:古人以燥熱爲暑,故用白虎湯主治,此悟徹之言也。明乎此,則溫熱二證,火氣兼燥,夫復何疑?雄按:今人以暑爲陰邪,又謂暑中有濕,皆囈語也。

徐洄溪曰:此卷議論,和平精切,字字金玉,可法可傳。得古人之真詮而融化之，不僅名家，可稱大家矣。敬服敬服！

黃退菴曰：先生乃吳中之名醫也，始習幼科，後學力日進，擴充其道於内科一門，可稱集大成焉。論溫暑雖宗河間，而用方工細，可謂青出於藍。但欲讀其書者，須先將仲景以下諸家之説用過工夫，然後探究葉氏方意所從來，庶不爲無根之萍也。

雄按：葉氏《醫案》乃後人所輯，惟此卷《幼科要略》爲先生手定，華氏刻於《醫案》後以傳世。徐氏以爲字字金玉。奈大方家視爲幼科治法，不過附庸於此集，皆不甚留意。而習幼科者，謂此書爲大方之指南，更不過而問焉。卽闡發葉氏，如東扶、鞠通、虛谷者，亦皆忽略而未之及也。予謂雖爲小兒説法，大人豈有他殊？故於《溫熱論》後附載春溫、夏暑、秋燥諸條，舉一反三，不僅爲活幼之慈航矣。